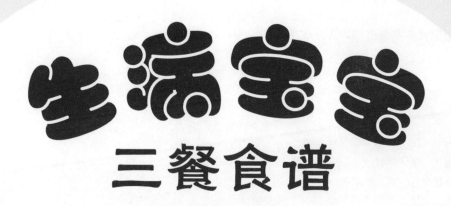

生活宝宝

三餐食谱

刘慧兰　陈　勇 / 编著

青岛出版社
QINGDAO PUBLISHING HOUSE

图书在版编目（CIP）数据

生病宝宝三餐食谱 / 刘慧兰 陈勇编著 . -- 青岛 ：青岛出版社，2018.8
ISBN 978-7-5552-7118-5

Ⅰ．①生… Ⅱ．①刘… ②陈… Ⅲ．①小儿疾病－食物疗法－食谱
Ⅳ．① R247.1 ② TS972.162

中国版本图书馆 CIP 数据核字（2018）第 123915 号

书　　名	生病宝宝三餐食谱
编　　著	刘慧兰　陈　勇
出版发行	青岛出版社
社　　址	青岛市海尔路 182 号（266061）
本社网址	http://www.qdpub.com
邮购电话	13335059110　0532-85814750（传真）　0532-68068026
策划组稿	周鸿媛
图文统筹	张海媛
责任编辑	杨子涵
特约编辑	马晓莲　李春艳　宋总业
设计制作	丁文娟　张晓伟　刘兰梅
菜品制作	陈　勇
摄　　影	刘　计
制　　版	上品励合（北京）文化传播有限公司
印　　刷	青岛海蓝印刷有限责任公司
出版日期	2018 年 9 月第 1 版　2018 年 9 月第 1 次印刷
字　　数	180 千
图　　数	665 幅
印　　数	1-6000
开　　本	16 开（720 毫米 ×1020 毫米）
印　　张	15.5
书　　号	ISBN 978-7-5552-7118-5
定　　价	49.80 元

编校印装质量、盗版监督服务电话　4006532017　0532-68068638
建议陈列类别：育儿类　孕产类

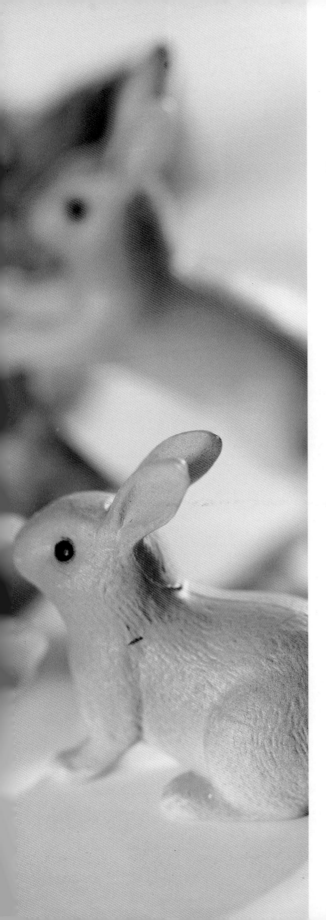

作 者 寄 语

　　年轻的爸爸妈妈们最担心宝宝生病，宝宝一人生病，牵动全家人的心。既然宝宝生病不能完全避免，那就想办法正确应对。

　　怎样让宝宝少生病？

　　宝宝生病时家长如何正确判断和应对？

　　宝宝发烧了，要不要马上去医院？

　　宝宝生病后如何合理用药？

　　宝宝若脾胃虚弱该如何养护？

　　宝宝总是积食，该如何护理？

　　……

　　此外，宝宝的营养问题也让家长操碎了心。比如困扰很多家长的，宝宝发育正常，还需要补钙、锌等营养素吗？家长们都希望宝宝长得又高又壮又聪明。但如果在缺乏营养知识和不了解宝宝营养状况的情况下，盲目地给宝宝吃"补品"，结果可能不但起不到期望的效果，还使宝宝体内营养素的比例失调，反而影响其健康。

　　育儿从来不是一件简单的事儿，需要专业的指导。关于如何应对宝宝各种常见病，生病期间如何安排宝宝的饮食，平时怎样给宝宝提供营养均衡的膳食，家长们都应该学上几招。

　　本书致力于指导年轻的父母给宝宝正确补充营养和在宝宝生病时简单判断病情，值得一读。

目 录

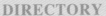

DIRECTORY

第一章

第二章

好父母=好"厨师"这样吃宝宝少生病　　　　19

第三章

吃好一日三餐，奠定宝宝身体健康的基石　39

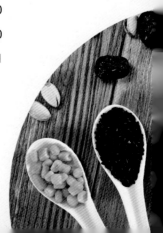

第四章

食补胜于药补，根据宝宝需求选对食材　　53

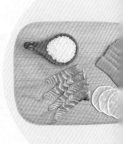

第五章

上医治未病 吃对补缺不生病 103

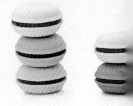

第六章

寓医于美食 宝宝生病这样吃 131

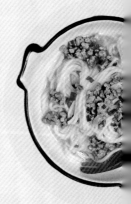

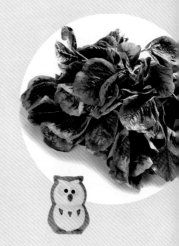

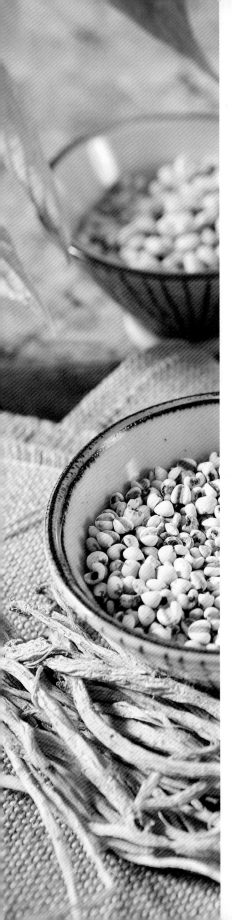

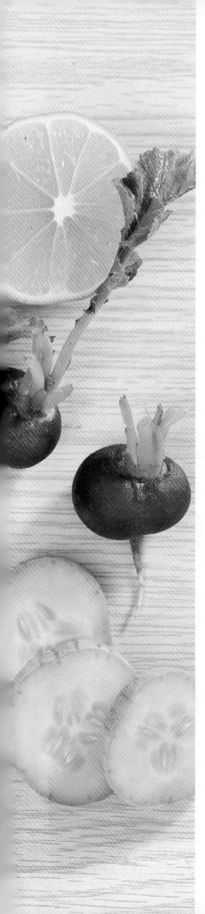

第七章

宝宝四季饮食指导   215

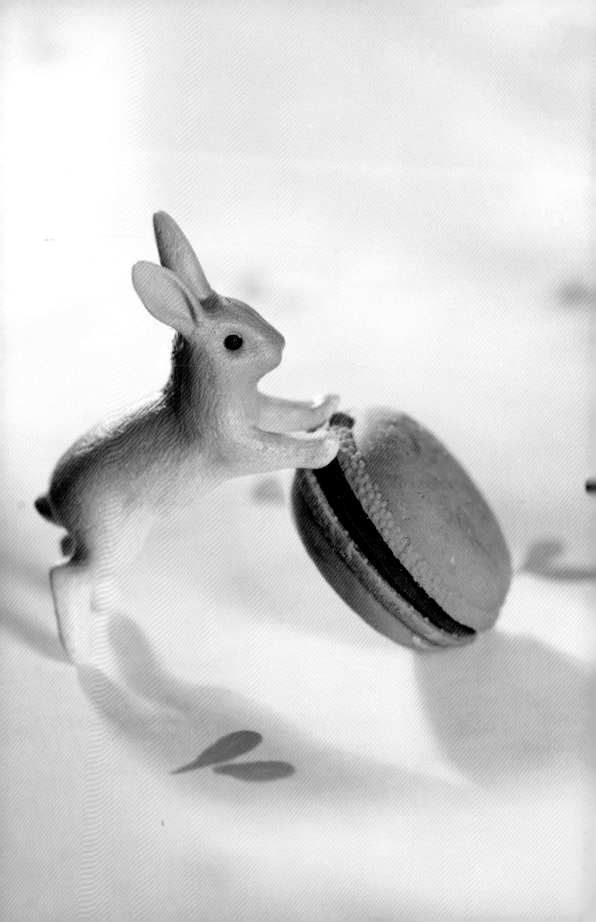

第一章

好父母 = 好"医生"懂点医学常识宝宝生病不着慌

养好脾胃　给宝宝体质打下坚实基础

中医学认为，脾胃为后天之本，气血生化之源。也就是说，人体营养的补充、气血的生成都要依赖于脾胃的共同作用。可以说，脾胃直接关系着人体的健康，宝宝更是如此。宝宝正处于生长发育阶段，脾胃就像宝宝的根基，只有根基打好了，宝宝的身体才会越来越健壮，才能抵御外邪不生病。

先天原因：宝宝的脾胃尚未发育完全

在中医学看来，脾胃是最关键的脏腑，但宝宝的脾胃还未发育成熟，其生理功能也不完善，用中医术语说叫"脏腑娇嫩"，脾胃的形和气都相对不足。而另一方面，宝宝又处于快速生长发育阶段，生长旺盛，需要脾胃这个后天之本为其提供较多的营养物质，所以，相对薄弱的脾胃功能常常与快速生长发育的需求不相适应，会因脾胃失调出现多种病症，比如消化不良、食欲不振、积食、便秘、腹泻等。因此，对于宝宝来说，"脾常不足"，也就是脾胃虚弱，是其最大的生理特点，需要家长们注意合理喂养，调护脾胃，才能保证宝宝的正常生长发育。

后天原因：家长喂养不当或宝宝不良的饮食习惯

·吃得太多脾胃受伤·

脾胃最怕撑，宝宝的脾胃天生比较弱，家长又难以掌握好喂食量，所以一不小心给宝宝吃得过多，就会把宝宝脾胃给伤了，造成伤食症，引起胃胀、胃痛、恶心、呕吐等症状。而宝宝呢，吃东西也控制不了自己，遇到喜欢吃的东西就大吃一顿，这样脾胃肯定受不了。所以说，很多宝宝脾胃差是经常吃得过饱的结果。如果不改变这个坏习惯，宝宝的脾胃很难养好。

·寒凉是脾胃的大忌·

脾胃是喜欢温暖、讨厌寒凉的，生冷食物对宝宝脾胃的伤害非常大，尤其在夏季，一不小心就会给宝宝吃过多冷饮、雪糕、凉性的瓜果等，更容易伤及脾胃，引起胃胀、胃痛、腹泻、呕吐等病症。当然，除了让宝宝少吃生冷食物，家长还要注意给其胃部保暖，随时关注天气变化，适时给宝宝增加衣物，以免脾胃受凉。

宝宝们都爱吃甜食，但甜腻的食物在运化过程中容易产生湿气，而脾怕湿，因此甜食要少吃。另外，多吃肉食也容易产生湿气，生病期间尤其要严格忌食肥腻食物。

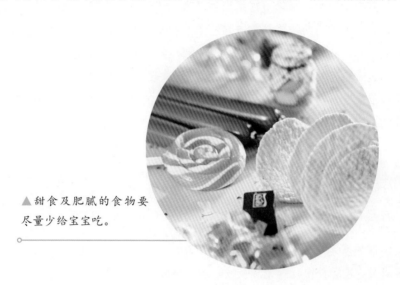

▲ 甜食及肥腻的食物要尽量少给宝宝吃。

中医理论说"久坐伤肉"，其实最伤害的是脾。脾主四肢与肌肉，是人体能量的储备和利用中心。如果宝宝不爱运动，长时间坐着看电视、玩电子游戏，身体的四肢、肌肉等得不到锻炼，则脾的运化功能也会逐渐减弱，从而伤害身体的元气。所以，家长不要总让宝宝宅在家，应该多带宝宝去户外参加运动，对脾胃养护很有益处。

中医学认为，思伤脾。以前都是成年人才容易思虑过度，但现在的孩子从小竞争就比较激烈，学习上的压力很大，与年龄不相匹配的用脑较多。

另外，家庭关系不和谐也会造成宝宝思虑过度、情绪焦虑或紧张。如果宝宝长期处于忧思、焦虑或紧张的情绪下，食欲会大受影响，久了就会导致脾胃呆滞，运化功能失常。所以，家长们要努力营造一个和谐的家庭氛围，不要过早、过多地让宝宝学习，更不要在宝宝吃饭时批评他，保持心情愉快、情绪稳定有助于食物的消化和吸收，对养护脾胃有帮助。

宝宝的很多疾病是脾胃失调引起的

在中医学中，非常重视阴阳的平衡，认为只有阴阳保持相对平衡，人体才能进行正常的生理活动，才具有较强的生命活力，具体表现为能吃能睡、气色良好、心情愉悦等。反之，人体内的阴阳不论哪一方偏盛或偏衰，都有可能引发疾病。脾胃作为人体的后天之本，同样也会面临阴阳失衡的问题，尤其是宝宝的脾胃非常娇嫩，功能尚未发育完全，很容易出现阳虚或阴虚的情况。宝宝一旦脾胃阴阳失衡，最直接的后果就是变得很容易生病。

何谓脾虚、脾胃不和及脾胃失调？

·脾虚·

脾虚就是身体吸收、运化食物的功能出问题了，实际上主要跟我们身体正气不足有关，它会使得营养无法吸收，最终导致正气不足。

脾在五行中属土，在五脏阴阳中属阴中之至阴。脾统血，主运化、升清，负责输布水谷精微（指营养物质），为"气血生化之源"。人出生后，各脏腑皆依赖脾所化生的水谷精微以濡养，故称脾为"后天之本"。脾胃虚弱或饮食不节、情志不畅、劳逸失调，药、食损脾或慢性肾病患者湿邪久居、损伤脾气等原因均可引起脾功能虚衰、生化之源不足。脾在食物的消化和吸收中起着十分重要的作用，因此几乎所有的胃肠道疾病都可能伴有脾虚。

脾虚会导致营养吸收减少，没法运输到全身，四肢接受的营养不足，故四肢会无力，肌肉会消瘦（所以说脾主四肢、主肌肉）；另外，脾虚导致肺气也会变弱，因为"脾土生肺金"，肺气的来源是脾胃之气生发，而"肺主皮毛"，肺气弱的结果就是人体体表的防卫系统——皮毛功能变弱，出现头发没有光泽、掉发、皮肤干黄等现象。

·脾胃不和·

脾和胃，都是属于消化系统的，在中医理论中，它们构成表里关系（互为表里关系的还有肝和胆、心和小肠、肺和大肠、肾和膀胱）。

脾胃不和就是脾胃不能合作了，本来一个是管接受的，另一个是帮助吸收的，但是如果能接受却不能吸收，不能运化，不能向全身输布，就是脾胃不和。通俗地讲，比如说，胃亢进，胃口特别好，特别能吃；但同时脾弱，吃了就腹泻或者吃了以后肚子越来越胀，这就是胃强脾弱。

脾胃不和通常还指脾胃与其他脏腑之间不能协调，比如肝气不舒、情绪不好也会引起脾胃不和，严格地说，这种脾胃不和叫作肝脾不和。

还有一种情况，是脾胃和外界不合。比如说突然到了一个地方，水土特别不服，吃了当地的食物，或喝了当地比较硬的水，之后闹肚子，这也叫脾胃不和，是脾胃跟外界不合，跟环境不合。

脾胃不和症的临床表现，多为脘腹胀痛甚或腹泻、嗳气、恶心、呕吐等。由于脾胃受纳、运化功能失常，故食欲减退与食后腹胀会同时出现；因升降失调，脾气不升反而下陷，则见泄泻，甚至会出现小腹胀坠、脱肛等。

·脾胃失调·

人有五脏六腑，脾是五脏之一，胃是六腑之一，脾胃实际上指的是五脏六腑其中的一个脏器。中医理论中脾是主运化、主四肢和肌肉、主统血的。我们吃的任何食物，都会先进入胃，所以胃也是主运化的。食物在脾胃里经过初步消化以后，继续向下传导到肠，精华部分经过脾胃功能运送到全身，让各个器官得到营养，所以说我们全身的营养都来自脾胃，当脾胃失调的时候，就会产生许多疾病。

脾胃失调是指脾胃生理功能失常而导致的一种疾病状态，包括脾胃气虚、脾胃阳虚、寒湿阻滞、湿热蕴阻、中焦气滞等。

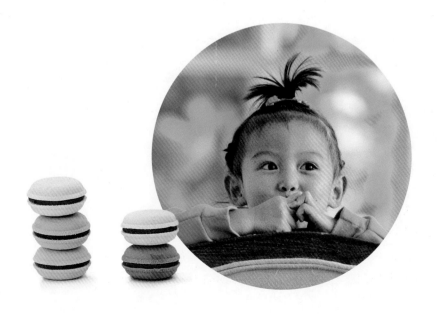

宝宝脾胃虚弱的证型和表现

在中医学里，脾胃虚弱的含义比较笼统，包含了多种中医证候，其中宝宝比较常见的证型是脾气虚、胃阴虚、脾阳虚、脾胃虚寒这四类，家长们可以通过下表来大致了解一下。

证型	主要表现
脾气虚	脘腹胀满，进食后更严重，吃饭没滋味，甚至没食欲，大便溏薄，没精神，不想说话，总觉得累，身体比较消瘦等。
脾阳虚	怕冷，大便溏薄清稀，完谷不化，腹胀，饮食减少，腹痛绵绵，按揉之后会舒服些，喜欢温暖的东西等。
胃阴虚	饮食减少，口干舌燥，干呕，进食后胸膈不舒服，大便干结，舌红少津等。
脾胃虚寒	胃部怕冷，喜欢温暖，一受凉或吃寒凉的东西就隐隐地胃痛，反酸，食欲不佳，整个人没什么精神，手脚冰凉，大便溏薄等。

宝宝脾胃好则抗病能力强

中医学认为，脾胃是后天之本。宝宝很多健康问题其实都跟脾胃有关。"内伤脾胃，百病由生。"这句话出自《脾胃论》，意思是说，如果脾胃受伤了，那身体就会滋生各种疾病。清代名医陈修园在《医学三字经》里也说，治疗宝宝病"阴阳证，二太擒"。这里的"二太"，一是指膀胱经，二是指脾经。膀胱经主一身之表，是寒邪最先侵犯的；脾经对应人的脾胃。所以，这句话意思是说，对于宝宝的病，我们只要解决好外感的问题，养护好脾胃，基本上就没什么大碍。所以说，要想宝宝身体健康不生病，最重要的就是要养好脾胃。

宝宝脾胃失调时会出现一些比较常见的疾病，希望家长们能仔细观察，防微杜渐，加强宝宝的脾胃养护。

- 经常外感、发烧

- 经常发生咳嗽、肺炎

- 食欲不振、腹胀

- 厌食、积食

- 经常便秘、腹泻

- 消瘦或肥胖

- 面色萎黄

- 精神差，没力气

- 睡眠不安

- 易流口水或口水过多

以上都是脾胃虚弱的宝宝容易出现的问题，这也说明了，宝宝的病其实大多与脾胃有关。所以，当宝宝生病了，与其带着他一趟趟跑医院，吃药、打针、输液，还不如从养护脾胃入手，把脾胃养好了，宝宝就会少生病、不生病。

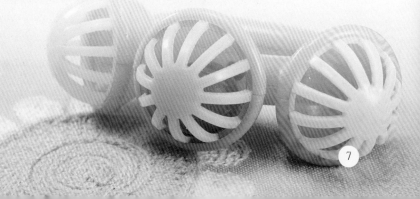

了解脾胃的好恶

中医理论中的脾，实际包括解剖学中的脾脏和胰脏两个脏器，并经常将脾、胃当作一个整体。食物要靠脾的运化才能化为"精微"，从而化生为精、气等滋养五脏六腑。伤脾的坏习惯主要和饮食有关。

那么，脾胃的喜好和厌恶有哪些？我们简单来说一下。

脾胃所喜好的

脾胃喜欢细嚼慢咽；喜欢定时、定量有规律的进食；喜欢好心情；喜欢适度的锻炼；喜欢适度的按摩；需要保暖。中医学认为甘入脾，吃甘甜食物可补养气血、调和脾胃，故应适当吃点甘味的食物，比如山药、红薯等。早上 7 ～ 9 点，喝点小米粥，对于脾胃虚弱的人也有好处。

脾胃所厌恶的

1. 食物太生、太冷，吃得太饱。生冷的食物会带着寒气进入身体，容易伤及脾胃。饥一顿，饱一顿对脾胃伤害特别大。

2. 思虑过多。中医学认为"思伤脾"，如果思虑过多，就会损伤脾气，从而影响食物的消化和吸收。

3. 伤脾胃的药。很多西药会刺激肠胃，比如硫酸亚铁、胍乙啶、阿司匹林等。一些苦寒类的中药，如板蓝根等，虚寒体质、经常拉肚子的人也不宜久服。对于脾胃较弱的宝宝就更不用说了，这些药都是禁忌。

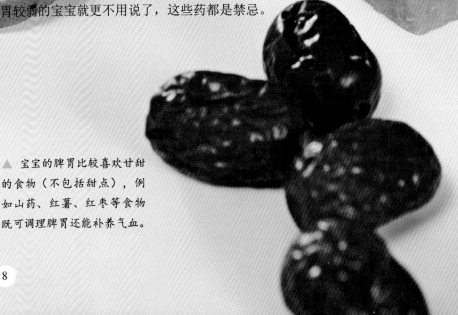

▲ 宝宝的脾胃比较喜欢甘甜的食物（不包括甜点），例如山药、红薯、红枣等食物既可调理脾胃还能补养气血。

宝宝生病不慌张 身体自有痊愈力

不少妈妈都有这样的疑惑——宝宝在6月龄前很少生病,过了6月龄,长得壮实了,精神头儿比以前好了,反而感冒、发烧、咳嗽、出疹子全来了,有的宝宝甚至每个月都得去医院"报到"。为什么宝宝越长大免疫力反而越差了呢?

胎盘把免疫球蛋白等物质输送给胎儿,构成了新生儿抵抗感染的第一道防御系统。出生后,新生儿可从母乳中获得抵御病原体的免疫球蛋白,再加上新生儿往往被保护得很好,接触病原体的机会少,所以宝宝在6月龄内较少生病。但随着时间推移,6月龄之后从母体获得的抗体物质逐渐被消耗殆尽,宝宝体内的免疫球蛋白浓度下降到最低点。与此同时,宝宝的免疫器官发育尚不健全,免疫系统提供的免疫球蛋白虽然在缓慢增多,但还不足以弥补消耗的数量。吞噬细胞功能不健全,而且血清中补体的含量也很低,无法配合抗体协同阻止病原体的入侵。因此这个时期宝宝的抵抗力变差,极易发生腹泻、感冒、肺炎等,如果遇到流行性疾病高发的季节,更是难以避免被侵袭。

宝宝6月龄之后免疫系统变化

6月龄~1岁半时,宝宝自身产生抗体的能力已初步形成,但远未达到成人水平,此阶段感染疾病的机会增多;

1岁半~3岁,宝宝体内的抗体水平已达到成人的70%左右,白细胞渐趋成熟,但因为接触外界机会增多,感染病原体的机会也增多;

因此,6月龄~3岁,是宝宝们最爱生病的阶段;

4~6岁,宝宝体内的免疫系统逐渐发育成熟,很多之前常生病的宝宝患病次数也逐渐减少了;

8岁以后,宝宝的免疫力已和成人相当,生病频率明显下降。

生命在降生时，就有一位"随身医生"来到我们身体里，体内的每一处器官，每一种分泌物都是其信手拈来的好药材。生活中，小毛病往往不需吃药就能好，疑难杂症自然痊愈的例子也不鲜见，这就是我们体内这位无形的医生自行治疗的结果，医学上称其为自愈力。

人体借助自身的自愈力，即使偶尔有饮食不当、睡眠不足、环境改变、负面情绪等影响，也可以保持一种良好的状态而不生病，就算出现小毛病也能不治而愈。例如，人在生病的时候，都会感到不想吃东西，其实，这就是在运用自愈力来为自己治病。因此在遇到感冒发烧等小毛病的时候，不妨试试少吃饭，多喝水和果汁，这样有利于加快身体的康复。

保护人体自愈力，需要我们遵从自然规律。《黄帝内经》中说"春夏养阳，秋冬养阴""必先岁气，无伐天和"，认为无论是养生还是治病，都要顺应自然和身体的规律，否则就会破坏天道，损害人体的自愈能力。

 呵护健康小贴士

● **增进人体自愈力的方法**

1. 休息：休息是恢复体能最有效的方法。俗话说"三分治，七分养"，可见养的作用特别重要，这里说的"养"包括充足的休息和有规律的生活。

2. 运动：运动能治愈很多疾病，特别是慢性病。

3. 营养：营养素在中医理论里也叫作"水谷精微"，意思是食物消化后能被人体吸收的、对人体有益的精华部分。中医理论认为药补不如食补，营养对身体很重要，对于处于修复中的人体尤其重要。

4. 心态：人是身心统一的动物，身体和心灵组成了人的整体。身体是心灵的载体，心灵是身体的指挥官。如果指挥系统出现了问题，身体的器官就不能很好地工作。

0～3 岁的宝宝出现
哪些病症需要立即就诊

0~3 月龄的宝宝

- ★ 体温高于 38℃
- ★ 身体出现小米粒样的脓包
- ★ 出生两周后宝宝皮肤依旧发黄
- ★ 新生宝宝面部及口周皮肤出现苍白或者发青等颜色的改变
- ★ 眼分泌物将上下眼睑粘连在一起
- ★ 鼻塞影响到宝宝吃奶和呼吸
- ★ 反复呕吐（家长要学会区分呕吐和溢奶）且已持续 6 个小时
- ★ 呕吐并伴有发热或腹泻
- ★ 水样大便每日多达 6 ～ 8 次，且出现排尿次数减少
- ★ 大便带血
- ★ 长时间不明原因的哭闹

3 月龄 ~1 岁的宝宝

- ★ 3 ～ 12 月的宝宝，体温超过 38.5℃

备注：对于发烧的宝宝来说，38.5℃只是临床医学理论中的一个限定数，
在实际情况中，家长可视情况而定，特别是月龄较小的孩子，发烧时应及时就医。

- ★ 拒奶、水或其他食物，饮食量明显减少
- ★ 不明原因的嗜睡
- ★ 阵发性、不明原因的哭闹

1~3 岁的宝宝

- ★ 体温超过 39℃
- ★ 身体出现寒战并伴有发抖
- ★ 严重或持续的咳嗽
- ★ 间断或持续呕吐超过 12 小时
- ★ 呕吐物中带血

- ★ 嗓子疼痛并伴有吞咽或发音障碍
- ★ 鼻出血或鼻涕有异味
- ★ 听力突然减弱或丧失
- ★ 耳痛或有液体流出
- ★ 眼睛红肿、有分泌物
- ★ 视力突然下降或视觉模糊，感到光线刺眼，睁不开眼
- ★ 皮肤或眼白发黄，特别是同时存在腹痛、尿色发黄
- ★ 出现剧烈的腹痛
- ★ 任何原因引起的神志突然丧失
- ★ 呼吸费力，特别是嘴唇、指甲等处出现苍白或发青
- ★ 身体任何部位出现突然的无力或瘫痪，不能自主控制肢体抖动或抽搐

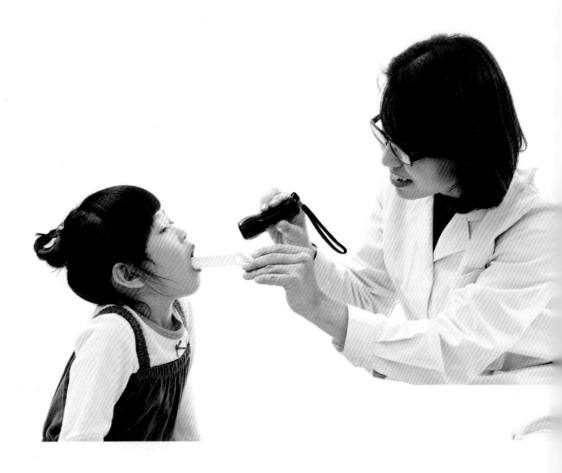

去医院就诊 对症挂号效率高

◆ 头痛、头昏 → 神经内科、心内科；伴视力障碍——神经外科

◆ 胸闷、胸痛 → 心内科；伴呼吸受限——呼吸内科

◆ 呼吸困难 → 呼吸内科、心内科

◆ 咳嗽、咳痰、咯血 → 呼吸内科

◆ 腹部疼痛 → 喜欢按压腹部——消化内科；拒绝按压腹部——普外科

◆ 腰腹痛伴小便异常 → 泌尿外科

◆ 腹痛伴腹泻 → 感染科

◆ 呕吐 → 伴全腹痛——普外科；伴呕血、黑便——消化内科

◆ 便血 → 鲜红色——普外科；暗红或黑色——消化内科

◆ 关节痛 → 多发性——风湿免疫科；单发性——骨科

◆ 腰腿痛 → 脊柱外科

◆ 小便异常 → 血尿——泌尿外科、肾脏内科；尿频、尿急、尿痛——肾脏内科；尿少伴浮肿——肾脏内科；尿少伴腰痛——泌尿外科

◆ 发热 → 伴咳嗽、咳痰、胸痛——呼吸内科；伴腹泻、腹胀、腹痛——感染科；伴头痛、恶心、神志改变——神经内科；伴关节疼痛——风湿免疫科

◆ 浮肿 → 脸肿为主,伴尿少——肾脏内科；腹胀为主,伴黄疸——消化内科；下肢肿为主,伴气促——心内科；伴怕冷、嗜睡、脱发——内分泌科

◆ 体重减轻 → 伴多尿、多饮、多食——内分泌科；伴怕热、多汗、急躁——内分泌科；伴厌食、腹部不适、大便异常——消化内科

给宝宝治疗的原则
能吃药不打针，能打针不输液

宝宝脏腑娇嫩，给宝宝吃药要遵循三原则

· 药品选择需慎重 ·

由于宝宝处于高速发育的时期，新陈代谢旺盛，血液循环时间较短，肝肾功能尚不成熟，一般对药物排泄较快，同时随着年龄的增长，对药物的转运、分布、解毒、排泄等功能日趋完善，因此各年龄段的用药特点应不同。用药间隔应适当延长，同时用药也不宜过久，否则易发生中毒。

· 联合用药要控制 ·

由于药物之间可能产生物理或化学作用，所以联合用药不当时会影响药物的疗效，不良反应的发生率亦随之增高。给宝宝用药应尽量少而精，尤其避免"撒大网式"的用药方式。能用一种药物治疗的，就不要用两种或更多的药，一般联合用药品种以不超过 4 种为宜。用药时还要考虑到宝宝的年龄、性别、健康状况及精神状态等，排除各种可能出现的干扰。

· 严格遵守用药剂量 ·

药效和剂量是密切相关的，剂量不够，达不到治疗效果；剂量过大，会对身体造成伤害。给宝宝用药一定要严格遵照医嘱，不可擅自改变剂量。

呵护健康小贴士

对于新手父母来说，在面对是否给宝宝输液这个问题时，不可一味地拒绝。如果宝宝的病情确实很严重，医生要求必须输液治疗，那么就一定要遵医嘱。但是，如果是一些小毛病，如普通感冒、咳嗽等不必输液的情况，切不可为了尽快治愈而选择输液。

家长切不可不问病情就要求输液

宝宝经常发生的病有感冒、咳嗽、扁桃体发炎、肺炎等，很多父母一发现宝宝患病就往医院跑，有些医生则二话不说，第一步验血、第二步输液。

很多家长认为这样宝宝才会好得彻底，好得比较快。输液真的比较好吗？

其实输液的优势在于能够满足急救的需要，不应该作为常规治疗手段。以感冒为例，任何感冒都有它的周期，慢的一个多星期，快的也得三四天，无论什么治疗措施都不会立刻见效。人们感觉输液好得快，其实是因为药液直接输到血管里了，随着血液循环，直接被人体吸收，我们感觉很快就好转了，但其实并不会缩短病程。

事实上是，经常给宝宝输液，只会降低宝宝的免疫力，使宝宝的病情变得反复无常，甚至以后有个感冒发烧时不输液就很难痊愈。

另外，输液过程中会产生一些不溶性微粒，如果处理不当甚至会引起全身性或局部性的感染，而在静脉输液时，微粒的污染是无法避免的，因此，宝宝生病后选择输液一定要慎重。

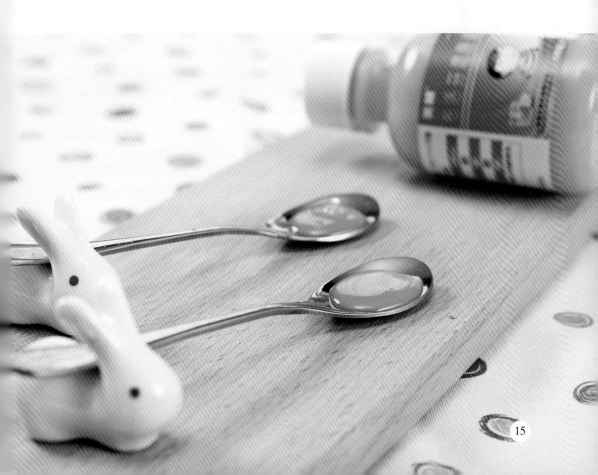

就诊时和医生有效沟通很重要

家里宝宝一旦生病，几乎需要全家总动员，就医过程往往让家长头痛不已。儿科被戏称为哑科，因为医生面对的是不能准确描述自己病情的宝宝，带宝宝看病的家长们，更需要懂得如何向医生阐述宝宝的病情。

当家长带宝宝通过鉴诊、挂号后，在诊室外候诊的过程中，需要仔细回忆一下宝宝的发病过程，以便能向医生准确叙述。有的家长看到宝宝生病就着急，情绪激动之下叙述不清，影响医生对宝宝病情的诊断。所以为了医生尽快了解宝宝的病情，建议您准备好以下几点：

病情要点	内　容
病史	包括宝宝以前病史及家族成员的病史。例如宝宝以前患过什么病，治疗效果如何，有无后遗症，后来还吃过什么药，有无对某种药物过敏的情况。有时还需要向医生说明出生时的情况，家族中有无遗传病、传染病史，在托儿所、幼儿园的宝宝，还应讲清有无其他宝宝患传染病及类似疾病。
以前的诊治	宝宝来医院就诊前是否去其他医院求医诊治过，已服过什么药，剂量多少，这些情况不要回避隐瞒，都要详细向医生讲明，以免重复检查浪费时间和短期内重复用药引起不良后果。
体温情况	宝宝发烧而求医的最为多见，这也是许多儿科疾病的主要症状。如果在家里已经测过体温，应该说明是什么时候测的，共测过几次，最高多少摄氏度；如未测过体温，可以用手感来说明宝宝体温，如有点儿发烧、烫手、滚烫等，大概地说明发烧的程度。还要注意说明宝宝发热有无规律性、周期性以及手心、脚心、手背的温度差别，发烧时有无伴随抽搐等其他症状。
患病时间	对患儿发病时间的叙述也很重要，医生只能通过父母代述来了解宝宝患病时间的长短和发病过程。而发病时间、间隔时间和恶化时间对区别多种疾病都有实际意义。
状态	宝宝发病时的状态要向医生表述清楚。如四肢活动是否自如，颈项是否发硬；神志是否清楚，有无烦躁不安、哭闹、嗜睡、昏睡等现象；疼痛是否剧烈；咳嗽是干咳还是有痰，有无鸡鸣样的声音；呕吐是溢出性的还是喷射状的等。

（接上表）

病情要点	内　容
饮食情况	许多病对宝宝的饮食都有不同程度的影响，家长需要向医生叙述的主要是饮食的增减情况，饮食间隔次数的变化以及宝宝有无饥饿感、饱胀感、厌食、停食等现象，并应说明宝宝饮水情况，是口干舌燥而喝，还是总想喝水；还应说明宝宝有无吃土、石子、煤渣等异食现象，有无食不洁食物及喝生水、吃剩饭菜等。
睡眠情况	睡眠的变化是家长比较容易观察发现的。首先是睡眠时间，其次是睡眠的状态，是正常睡眠还是昏睡、摇叫不醒，或是稍有动静则不能入睡；睡眠中有无惊叫、哭泣，睡眠时是否需要妈妈或其他人搂抱、爱抚才能入睡等。
大小便情况	应该将宝宝的大小便情况如实地反映给医生，如大小便的颜色、次数、形状、气味以及大小便有无脓状物或血样物，大小便时有无哭闹、出汗等。

 呵护健康小贴士

　　宝宝生病了，家长都很着急，但任何疾病的康复都需要一个过程，当宝宝就医两天后没有好转倾向时，家长可继续观察宝宝的情况，若实在不放心可带着宝宝到医院向医生咨询。必要时可更换医生进行诊治。

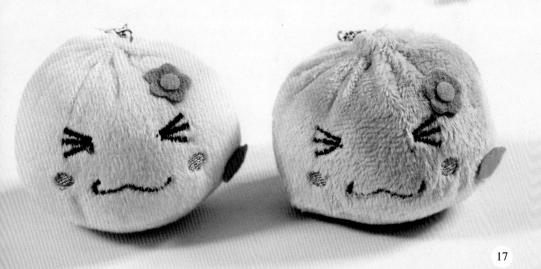

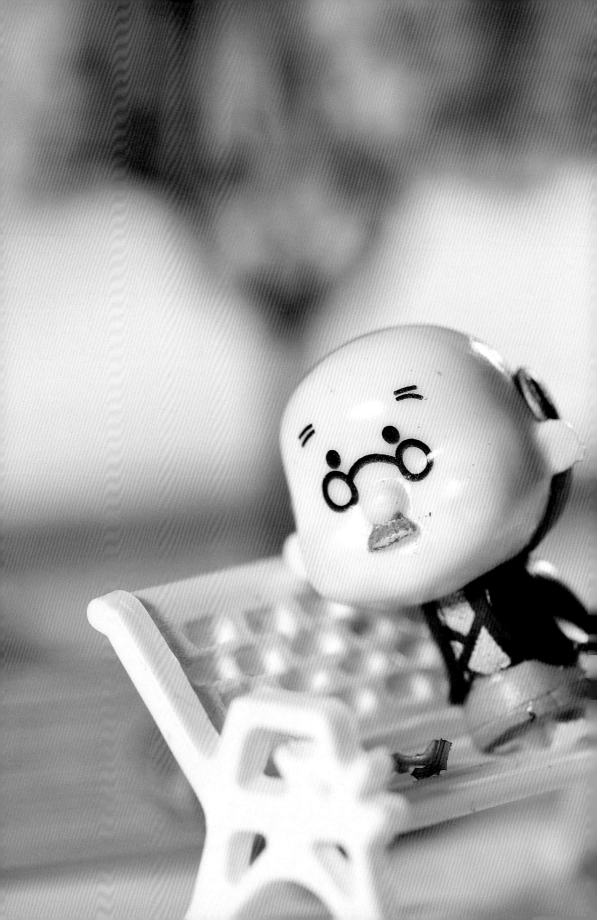

第二章

好父母 = 好"厨师"这样吃宝宝少生病

家长应学会自测宝宝的营养状况

妈妈对宝宝的营养状况总是特别在意，不过，在意归在意，却很少有人知道该怎样来评判宝宝的营养状况究竟是否良好。有时候，即便宝宝营养状况明明很好，家长也常常感觉心里没底，因为心里没底，就很容易拼命往宝宝的小肚子里胡乱填塞食物。结果事与愿违，好心办了坏事，使宝宝的营养状况越来越糟糕。要判断宝宝营养状况如何，家长可掌握一些简单的衡量办法，掌握了这些办法，就不会盲目着急了。

观察宝宝的精神状态

如果宝宝看起来很愉快，吃东西很香，睡眠也很好。每次睡醒后精神状态不错，眼睛灵活有神，活泼好动，不磨人，不没完没了哭闹，那就说明他的营养足够。

观察宝宝体格发育的情况

体重和身高的增长，是衡量宝宝营养状况是否正常最可靠的依据，尤其是体重。妈妈可观察宝宝的这两项指标是否符合正常标准，如果符合，那宝宝一般不会有什么问题。

体重状况

体重是反映宝宝营养状况的灵敏指标，体重变化反映着宝宝的营养状况，尤其是近期的营养状况。

宝宝正常的体重可用下列公式估算：

1～6月龄：

出生体重（千克）+月龄×0.7（千克）

7～12月龄：6+月龄×0.25（千克）

1～6岁：年龄×2+8（千克）

7～12岁：（年龄×7-5)/2（千克）

注意：体重减轻或增加超过10%，家长就要开始注意监测宝宝的成长状况，而一旦超过20%则为异常，需要专业人士进行诊断。

身高变化

身高反映的是生长期的营养状况，受遗传、环境和种族的影响较明显。一般情况下：

出生时为50厘米左右

1岁时为75厘米左右

2岁时为85厘米左右

2～12岁：年龄×6+77（厘米）

注意：原则上变化超过10%为异常,但由于当今时代宝宝营养充足，有部分宝宝的身高也可能超过原则上的10%，这时候可以请医生或专业人士做进一步判断。

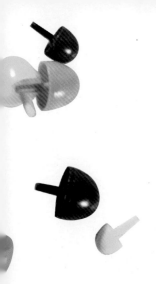

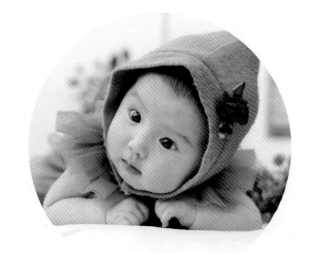

观察宝宝的外貌

营养状况良好的宝宝，应该头发浓密，黑而有光泽；小脸红润，皮肤细腻有质感，不粗糙；嘴唇、眼皮的内面以及指甲是淡红色的。

测量宝宝皮下脂肪厚度

皮下脂肪厚度，是体现宝宝营养状况好坏的一个重要指标。妈妈可用拇指和食指捏一捏宝宝的腹部皮肤，捏成的皱褶如果厚度在 1 厘米以上，那就说明宝宝营养足够。但如果远大于 1 厘米，则说明脂肪太多，宝宝可能偏胖了。除了测量脂肪厚度之外，妈妈还可以摸摸宝宝的肌肉，看看是否结实、有弹性。如果肌肉松弛缺少弹性，宝宝就可能营养不良。

腹部皮下脂肪厚度

当宝宝营养不良时，皮下脂肪会变薄。消减的顺序一般先是腹部，然后是躯干、胳膊和腿，最后是面部。在腹部脐旁乳头线上，以拇指和食指相距 3 厘米，与皮肤表面垂直将皮肤层捏起，然后量其上缘厚度。

正常：1 厘米以上。

轻度营养不良：0.4 ～ 0.8 厘米。

中度营养不良：0.4 厘米以下。

重度营养不良：皮下脂肪几乎完全消失。

警惕！
这些信号说明宝宝营养不均衡

每个宝宝在成长过程中，都需要方方面面的营养支持，如果摄入的营养不够均衡全面，就会影响宝宝正常的生长发育。那么，生活中我们该如何辨别宝宝是否营养均衡呢？育儿专家表示，如果宝宝出现以下 5 个信号，则说明宝宝很有可能已经营养不均衡了，家长应提高警惕，及时调整饮食，补充相应营养素，以免影响宝宝的生长发育。

信号 1：体格发育迟缓

宝宝的体格发育指标包括生长速度、发育水平、身体匀称度等，其中头围、体重和身高是最为重要的参考指标。宝宝的生长发育受到遗传因素、营养补充、睡眠、运动等多方面因素的影响，其中营养补充是非常重要的后天影响因素，如果宝宝营养没跟上，最直接的表现就是身材矮小，体重低于平均水平。

小贴士：建议家长一定要定期给宝宝进行生长监测，如果发现宝宝身高、体重发育滞后，应在医生指导下采取措施。此外，补充关键营养素对于身高增长同样十分重要。关键营养素包括维生素 A、维生素 D 和钙质，它们合力促进骨骼发育，并且维生素 A 还能促进生长激素分泌。

信号 2：长期便秘、口臭

如果宝宝偏爱甜食、荤食、油炸食品以及零食，而不喜欢吃蔬菜水果，则容易造成纤维素摄入不足，导致肠道蠕动变慢，进而产生消化不良甚至便秘。如果便秘时间过长，又会进一步产生有害毒素，出现口臭的情况。

小贴士：当宝宝出现便秘、口臭等问题时，家长应该多给宝宝吃些蔬菜和水果，以及含有大量膳食纤维的食物。此外，服用有针对功效的益生菌粉，也可以通过改善肠道菌群状态来缓解宝宝的消化不良、便秘等肠道问题。

如果宝宝身体不好、体质较差，经常容易生病，则可能是免疫力低下的表现。引起宝宝免疫力低下的一个重要原因就是营养不良，比如缺乏某些营养素如维生素 A、维生素 D、铁、锌等。

小贴士：除了家长都知道的多运动可以增强抵抗力之外，补充有助于提升抵抗力的营养素也十分关键。其中维生素 A 能够直接作用于人体免疫系统，促进抗体合成、增加免疫细胞活性、激活淋巴细胞功能，还能维持呼吸道、消化道黏膜的完整性及功能健全，从而增加黏膜的防御功能。此外，维生素 D 同样也能激活宝宝的免疫功能。

维生素 A、维生素 D 在膳食中的含量较少，不能满足身体发育所需，可每天吃一粒伊可新维生素 AD 滴剂，不仅能协同促进宝宝长高，还能维护视觉发育、骨骼发育以及预防缺铁性贫血，保证宝宝有一个健康的身体。

宝宝早期营养不良可能会降低脑细胞的分裂率，从而导致神经调节功能失常，进而影响语言和运动发育，家长一定要引起重视。尤其是锌、铁元素的缺乏，会影响宝宝的食欲，影响生长发育的同时，还可能会影响智力发育。

小贴士：如果发现宝宝出现反应迟钝、健忘等症状，应警惕是否锌缺乏或是缺铁性贫血引起的营养不良。动物性食物含锌和铁丰富而且吸收率高，尤其是贝壳类含锌量特别高，动物肝脏、红肉等食物富含锌和铁。此外，干果、谷类中也含有一定的锌。在膳食中搭配好这些食物，可以有效预防宝宝缺锌和贫血。

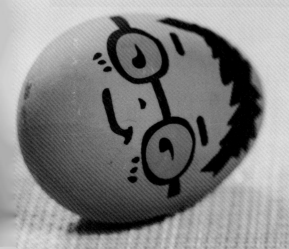

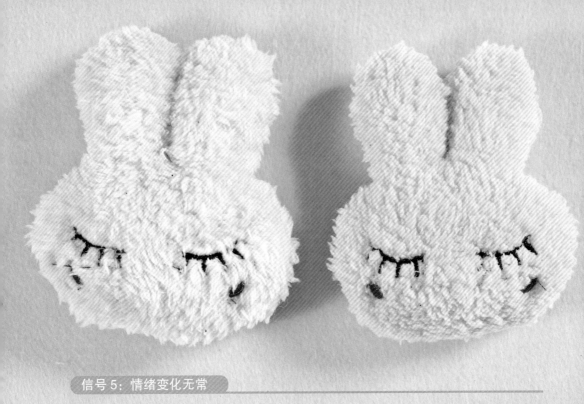

　　B 族维生素有调节、稳定情绪的作用，当人体缺乏维生素 B_1 时，可能会变得脾气暴躁、易怒；当人体缺乏维生素 B_6 时，可能导致困倦、急躁等问题……所以，家长除了要注重教育方式方法之外，还应该关注营养方面的问题引起的不良情绪。

　　小贴士：当宝宝情绪变化无常时，除了阶段性的敏感期之外，家长需要警惕宝宝是否缺乏了 B 族维生素。日常的食谱中，需要适当添加谷物类食物，以保证 B 族维生素的充足摄入。

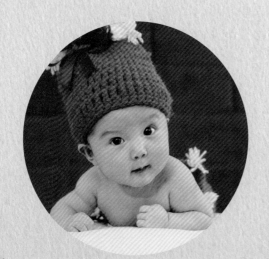

　　想要宝宝营养均衡，一定要从小养成不挑食、不偏食的好习惯。如果发现宝宝有营养不均衡的症状，应注意观察宝宝的饮食结构，以及日常营养素的补充情况，及时做出调整，以免耽误宝宝的成长发育。

健康源于饮食 均衡营养很重要

宝宝健康体魄不可或缺的营养素及主要来源

·主要的热量供给者——碳水化合物·

功能分析：为宝宝的身体提供热量，是最主要也是最经济的热量来源。宝宝的神经、肌肉、四肢以及内脏等内外部器官的发育与活动都必须得到碳水化合物的大力支持。

缺乏表现：精神不振，头晕，全身无力，疲乏，血糖含量降低，脑功能障碍；体温下降，畏寒怕冷；生长发育迟缓，体重减轻；伴有便秘症状。

食物来源：薯类、面粉、大米、水果等。

·生命第一营养素——蛋白质·

功能分析：增强免疫力，有助于宝宝身体新组织的生长和受损细胞的修复，促进新陈代谢，为身体补充热量。

缺乏表现：生长发育迟缓，体重减轻，身材矮小；容易疲惫，抵抗力降低，贫血，病后康复缓慢；智力发育受损。

食物来源：牛奶、畜肉、禽肉、蛋、水产、豆类、坚果类等。

·储存热量的重要物质——脂类·

功能分析：为宝宝提供热量，维持正常体温，外力冲击时保护内脏；促进维生素 A、维生素 D、维生素 E、维生素 K 等脂溶性维生素的吸收；间接帮助宝宝的身体组织运用钙，有助于宝宝牙齿和骨骼的发育。

缺乏表现：免疫力低下，容易感冒；记忆力不佳；视力较差；经常感到口渴，出汗较多；皮肤干燥、头发干枯、头皮屑多，甚至患上湿疹；极度缺乏时体重不增加，身体消瘦，生长相对缓慢。

食物来源：牛奶、畜肉、禽肉、鱼、奶油、豆类、奶酪、食用油、坚果类等。

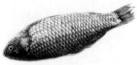

· 护眼护肤的功臣——维生素 A ·

功能分析：增强免疫力；维持神经系统的正常生理功能；维持正常视力，降低夜盲症的发病率；促进牙齿和骨骼的正常生长；修补受损组织，使皮肤光滑柔软；有助于血液的生成；促进蛋白质的消化和分解。

缺乏表现：食欲降低，生长迟缓；皮肤粗糙、干涩、浑身起小疙瘩，好似鸡皮；牙齿和骨骼软化；头发干枯、稀疏且没有光泽；眼睛干涩，夜间视力减退；指甲变脆，形状改变。

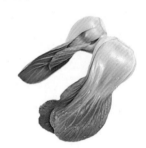

食物来源：动物肝脏、海产品、鱼肝油、蛋类等。

· 提高宝宝智力——B 族维生素 ·

功能分析：提高宝宝的智力；增强食欲，帮助消化；有助于防止宝宝因晕车、晕船或晕机而发生呕吐；保持神经系统、肌肉和心脏的正常功能。

缺乏表现：容易疲劳，烦躁易怒，情绪不稳定；胃口不好，消化不良，有时会吐奶；口腔黏膜溃疡，嘴角破裂且疼痛，舌头发红、疼痛；精神不振，食欲下降；毛发稀疏变黄，容易脱落。

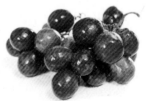

食物来源：糙米、小米、绿叶蔬菜、豆类、瘦肉、动物肝脏、鱼肉、酵母、蛋黄、坚果、香蕉等。

· 增强免疫力的明星——维生素 C ·

功能分析：增强免疫力；促进宝宝牙齿和骨骼生长，防止牙齿出血；促进骨胶原的合成，利于伤口更快愈合；能对抗维生素 C 缺乏症，降低慢性疾病的发病率，并能减轻感冒症状；降低过敏物质对身体的影响；帮助宝宝更好地吸收铁、钙及叶酸。

缺乏表现：容易感冒，发育迟缓，骨骼畸形、易骨折，身体虚弱，面色苍白，呼吸急促，体重减轻，食欲缺乏，消化不良；有出血倾向，如牙龈肿胀出血、鼻出血、皮下出血等，伤口不易愈合。

食物来源：新鲜水果、蔬菜等。

功能分析：提高宝宝对钙、磷的吸收，促进生长和骨骼钙化，促进牙齿健康；防止佝偻病；促进宝宝的正常发育。

缺乏表现：易发怒、爱哭闹、睡眠不好、多汗；颅骨软化，用手指按压枕骨或顶骨中央会内陷，松手会弹回，多见于 3～6 月龄的宝宝；易患宝宝佝偻病，如肋骨外翻、肋骨串珠、鸡胸、漏斗胸、O 型腿、X 型腿等；近视或视力减退；到 10 月龄甚至 1 岁才开始长牙，且齿质不坚、牙齿松动、缺乏釉质，易患龋齿等。

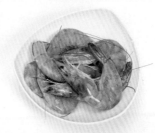

食物来源：鱼肝油、蛋黄、虾、鸡肝、奶油、猪肝、口蘑等。

功能分析：有利于牙齿和骨骼的发育；促进对磷和钙的吸收；降低患缺血性心脏病的概率。

缺乏表现：生长迟缓；皮肤粗糙、干燥、缺少光泽、容易脱屑；易患轻度溶血性贫血和脊髓小脑病。

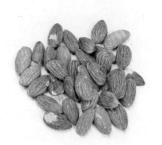

食物来源：植物油、坚果、蛋黄、畜肉、鳝鱼、鱿鱼、动物肝脏等。

功能分析：维持神经、肌肉的正常兴奋性；维持正常的血压；是构成牙齿、骨骼的主要成分，能预防骨质疏松症和骨折；调节心跳节律，控制炎症和水肿；调节激素水平；降低患肠癌的概率。

缺乏表现：神经紧张，脾气暴躁，烦躁不安；肌肉疼痛，骨质疏松；多汗，尤其是入睡后头部出汗；夜里常突然惊醒，哭泣不止。轻微缺乏会表现为关节痛、心跳过缓、龋齿、发育不良、手脚痉挛或抽搐等；严重缺乏时可引起宝宝佝偻病。

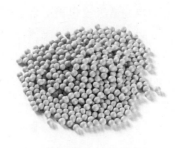

食物来源：奶及奶制品、水产类、豆类、蛋类、坚果类等。

功能分析：制造血红素；输送氧气和营养物质；促进宝宝的生长发育，提高免疫力；预防缺铁性贫血，防止疲劳。

缺乏表现：疲乏无力，面色苍白；好动，易怒，兴奋，烦躁；易患缺铁性贫血；皮肤干燥、角化，指甲易断裂；毛发无光泽、易脱落、易折断。

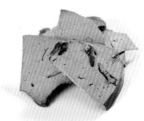

食物来源：动物全血、动物肝脏、畜禽肉类、鱼类等。

功能分析：促进宝宝的生长发育和智力发育；促进宝宝正常的性发育；维持宝宝正常的味觉功能及食欲；促进伤口愈合，提高免疫力。

缺乏表现：生长发育缓慢，身材矮小，性发育迟滞；免疫力降低，伤口愈合缓慢；容易紧张、疲倦，警觉性降低；食欲差，有异食癖；指甲上有白斑，指甲、头发无光泽、易断；皮肤色素沉着，有横纹。

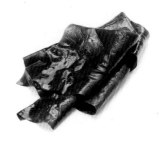

食物来源：鱼、虾、海带、牡蛎、蛏子、扇贝等海产品，牛肉、猪肉、猪肝、禽肉、香菇、口蘑、银耳、黄花菜、花生、核桃、栗子、豆类、杏仁等。

功能分析：最主要的作用是参与甲状腺素合成，具有促进生物氧化，促进蛋白质合成和神经系统的发育，促进碳水化合物和脂肪代谢，调节组织水、电解质代谢，促进维生素吸收和利用等多种生理功能。

缺乏表现：新生儿期表现为甲状腺功能低下症状；婴幼儿期和青春期则会引起地方性甲状腺肿、甲状腺功能低下（简称甲减）。常伴有体格发育迟缓、性发育落后、身材矮小、肌肉无力等症状。

食物来源：海带、紫菜、带鱼、贝类、海参、海蜇等海产品，肉、蛋、奶类等。

美味的食物要经过巧手烹饪方能端上餐桌，而神奇的烹饪方法又能将相同的食材做出不同的滋味。营养和口味无疑是妈妈们在给宝宝做饭时最常考虑到的两个问题，那么，什么样的烹饪方法和做什么的菜式，才又有营养又受宝宝欢迎呢？

烹饪方法一：快炒

快炒最常用在炒绿叶菜中，用这样的烹饪方法食材流失的营养比较少，尤其是水溶性维生素的损失会少于炖煮法。快炒，最重要的是油的用量，合理控油是快炒的关键。油不宜多，多了不但会增加菜品的脂肪含量，而且还会造成类胡萝卜素的损失。

烹饪小技巧：

顾名思义，快炒就是动作要迅速，所以适合快炒的是质地脆嫩且容易熟的食材。如果食材质地老硬，可以先将其切成薄片或小块，或者预先氽烫一下。

油温的把控是另一个关键，等油快要冒烟的时候放菜最好。可以用以下方法检测油温：把木筷立在油锅中，筷子周围冒出较多的小气泡时，油温就是合适的。

烹饪方法二：蒸

如果想吃热食，蒸菜可能是几大烹饪方法中最容易操作的一种。蒸菜最大的优势是几乎保留了食材的全部营养，而且不会加入过多的油脂。

烹饪小技巧：

蒸菜时要注意尽量将食材平铺。荤菜、素菜都可以用来蒸，蒸绿叶菜要控制时间才能保持翠绿的颜色。应该把菜摊放在瓷盘、蒸屉或草编蒸笼上，尽量铺平一些以便接触蒸汽，然后放进上汽的蒸锅中，按菜量多少、火力大小调整蒸的时间，一般 2～5 分钟即可。

相比于其他厨电，微波炉更适用于加热食物，尤其是富含水分的食物，例如粥、汤、面、牛奶、豆浆等。微波炉加热效率高，烹饪时间相应缩短，因此维生素C、类黄酮和叶绿素的损失较小，而且几乎没有水分的损失，也不需在菜肴当中增加过多的油脂。

烹饪小技巧：

油脂多水分少的食物，例如奶酪、坚果、五花肉等，有膜的食物例如蛋黄、带壳的食物例如鸡蛋，以及干燥食物、需要保持表面脆爽的食物、婴儿奶粉、婴儿辅食等都不适合放入微波炉加热。

烹饪方法四：烤

如果你喜欢做烘焙的话应该对这种烹饪方法非常熟悉，除了做蛋糕、饼干、面包等外，烤箱还可以用来烘烤蔬菜、肉类等，做出来的食物别有一番滋味。值得注意的是，这里说的烤制食物指的是用烤箱，而不是用明火炭烤。明火炭烤由于温度过高，破坏了许多营养素，食物上还会沾上许多致癌物质，对身体有害，所以这类烧烤应该少吃或不吃。

烹饪方法五：高压锅炖

经过高压锅烹饪的食物又软又糯，特别是在冬天，高压锅常被用来炖煮汤粥。对于常压烹饪需要较长时间炖煮的食材，如牛肉、杂粮和豆类，改用高压锅烹制则维生素损失会较少。由于家用高压锅烹饪温度不超过120℃，不会产生任何致癌物质，因此便捷之外还非常健康。

烹饪小技巧：

每次看着高压锅工作，特别是它发出"嘶嘶"声的时候，我都有些胆战心惊。所以你们在使用高压锅的时候一定要注意安全问题。使用前要仔细检查锅盖的阀座气孔是否畅通，安全塞是否完好；锅内食物不能超过容量的2/3；当加温至限压阀发出较大的"嘶嘶"声时，要立即降温。

水煮也是家庭中比较常用的烹调方法，尤其到了冬天，像煲汤、煲菜这样热乎乎的菜式更被大家喜欢。水煮烹调包括煮、煲、汆烫等，靠水来给食物传热。水煮的温度是 100℃，虽然不会产生有害物质，但水煮过程中会有大量可溶性营养物质溶入水中，如维生素 C、B 族维生素等。如果不连汤喝掉，这些营养素的损失较大。

烹饪小技巧：

汆烫绿叶蔬菜时必须在水滚沸的状态下入锅，开大火，待锅中水再次沸腾后立刻捞出。菜量大时宜分批汆烫，尽量缩短加热时间，减少营养素的损失。

煎炸的食物会更香更脆，几乎没有哪个宝宝不爱吃。不过煎炸食品含油量高、热量高，维生素和抗氧化物质大量流失，并且因油温较高难免会产生致癌物。煎炸食物所用的油往往反复使用，会产生有害物质，对健康极其不利。所以应该让宝宝少吃或者不吃煎炸的食物。

如果要煎，可以改用水煎。放少量油把食材烤热，然后放入水，盖上锅盖，利用蒸汽把食材蒸熟，水分蒸发后，少许油留在锅底，把食物的底部煎脆，达到下脆上软、外香里嫩的效果。

烹饪小技巧：

尽量少用油炸法烹调食物，可以用水煎法代替。偶尔油炸食品时要注意控制油温，煎炸用的油不反复使用。

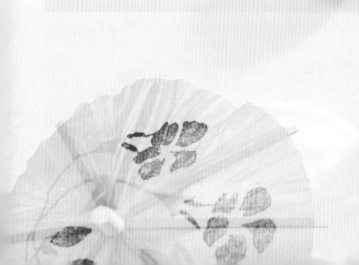
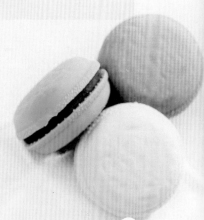

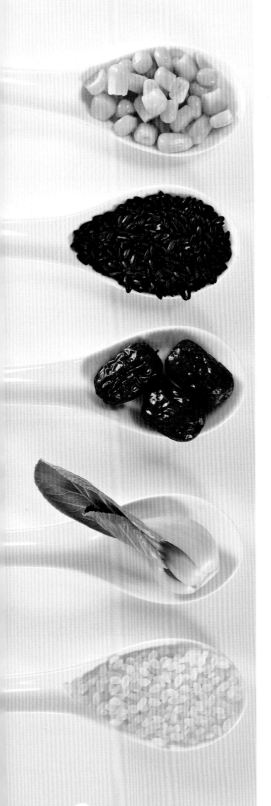

五色食物搭配，营养更丰盛

为了帮助宝宝更好地成长，补充更多的营养元素，蔬果、五谷、鱼肉蛋奶一样都不能少。具体应怎样科学搭配辅食，让宝宝健康发育呢？除了要避免以上的忌讳外，建议巧妙利用辅食机，在食物中加入两到三种颜色不一的食物，以此来保证宝宝的营养均衡。

白色食材	钙、磷、铁等微量元素含量丰富，还含有大量蛋白质，可清热润燥，有助于改善宝宝的呼吸道。
黄色食材	含有膳食纤维、维生素、蛋白质等物质，除了有助于保养宝宝脾胃、帮助消化等外，还能起到舒缓宝宝情绪的作用。
黑紫色食材	除了含有维生素、矿物质外，不饱和脂肪酸含量也颇多，有助于提高宝宝智力。
绿色食材	富含纤维素、维生素，可促进肠道蠕动，保护宝宝肠胃，并且帮助宝宝发育。
红色食材	铁含量充足，蛋白质、维生素等也十分丰富，有助于防止贫血、帮助宝宝提高免疫力和视力。

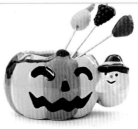

按年龄段科学喂养宝宝少生病

从出生至 3 岁，是宝宝初尝滋味的重要时期，也是影响大脑和身体发育的关键时期。随着宝宝的长大，要在不同时期有针对性地增加营养以满足其身体成长的需要，直到 3 岁后基本与成人有了相同的饮食习惯。

0～1岁宝宝饮食指南

· 新生儿～6月龄 ·

1 喂养行为

觅食反射帮助宝宝寻找妈妈的乳头，汲取营养

2 喂养食物

母乳或配方奶

3 每天的喂养量

◆ 判断宝宝的母乳摄入量是否充足
◆ 判断宝宝需要多少配方奶

4 喂养注意事项

宝宝的消化道仍处于发育阶段，不能喂固体食物

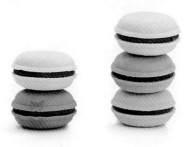

1 出现可以吃固体食物的迹象

以下迹象仅供参考，宝宝可能仅表现出几种而并非全部。

◆ 可以抬头

◆ 可以坐高脚椅

◆ 出现咀嚼的动作

◆ 体重明显增加，重约 5.9 千克甚至更多

◆ 对食物感兴趣

◆ 能够咬住勺子

◆ 出现吞咽动作，将食物从口腔前部送到后部吞咽

◆ 可以前后移动舌头，不再用舌头推出食物

◆ 一天吃母乳 8 到 10 次，或喝配方奶达到 1120 毫升，仍然像没吃饱

◆ 有出牙迹象

2 可选择的食物

◆ 母乳或配方奶

◆ 泥状食物（如红薯泥、南瓜泥、苹果泥、香蕉泥、桃泥或梨泥）以及半流质的含铁强化谷物

3 喂养注意事项

◆ 如果宝宝第一次不吃，可以在接下来的几天内多次尝试。

◆ 一次添加一种新食物，至少坚持 3 天，判断宝宝是否会过敏。

◆ 第一口辅食一定要少量，只一口或者两口的量就足够了，待观察没有不良反应之后，第二天再喂同样的量，每天一次，持续 3 ~ 5 天。宝宝没有任何不适的症状，才可以加量。

◆ 辅食添加的顺序，要遵循让宝宝的肠道循序渐进接受直到适应的原则，从蔬菜汁和水果汁开始，然后按照谷物、蛋黄、肉、鱼的顺序，才能真正做到营养全面，消化系统也容易适应。

◆ 不能让辅食代替乳类：宝宝在这个月龄，乳类还是获取营养的主要来源，其他的辅食只能作为一种补充食品。

1 可添加额外固体食物的迹象

- ◆ 更容易吞咽食物
- ◆ 长出了更多的牙齿
- ◆ 不再用舌头推出食物
- ◆ 尝试自己用勺子吃东西

2 可选择的食物

- ◆ 母乳或配方奶
- ◆ 切成小块或条状或捣碎的水果
- ◆ 一口大小的软熟蔬菜（如豌豆、胡萝卜）
- ◆ 混合食物
- ◆ 蛋白质食物（鸡蛋；泥状或磨细的畜肉、禽肉；鱼片；豆腐；煮熟捣碎的豆子）
- ◆ 手指状食物（烤面包或面包圈、小块香蕉；炒蛋；南瓜、豌豆、土豆；螺旋面；磨牙饼干；低糖型谷物）
- ◆ 含铁强化谷物（大麦、小麦、燕麦或混合谷物）

3 喂养注意事项

　　这个阶段的宝宝已经尝过、并且接受了大部分的自然食物，饭菜形式也越来越成人化，但是与真正的成人饭菜还是有一定区别的。宝宝的乳牙还没有完全长齐，虽然具备了一定的咀嚼能力，可以接受一些成形的固体食物，但在所有牙齿出齐之前，食物的质地还是要以细、软、烂为主。妈妈在做饭的时候，可以在调味前把宝宝所食用的分量盛出来，将其进一步加工得软烂些之后给宝宝吃。

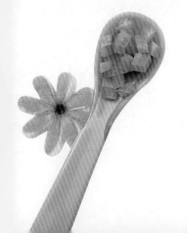

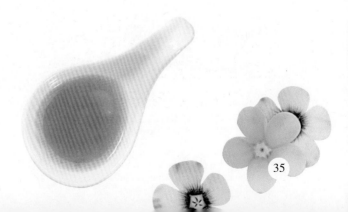

① 准备就绪的迹象

可以开始用勺子

② 可选择的食物

- 全脂牛奶
- 其他乳制品（巴氏杀菌的软奶酪、全脂酸奶和奶酪）
- 和家人同样的食物，捣碎或切成一口大小
- 含铁强化谷物（燕麦、大麦、小麦或混合谷物）
- 其他谷物（全麦面包、面食、米饭）
- 水果：西瓜、木瓜、杏、柚子等
- 蔬菜：煮软的西蓝花和菜花
- 高蛋白食物（鸡蛋；切片或绞成馅的畜肉、禽肉；无骨鱼；豆腐；豆类；细腻的花生酱）
- 柑橘果肉和柑橘类果汁

③ 喂养注意事项

宝宝的主观意识越来越强，注意力也很容易被外界的新鲜事物所吸引，面对好奇心大增的宝宝，除了让他接受新鲜事物之外，还要注意培养有规律的生活习惯，在固定的时间吃饭和睡觉，不要因为其他外界因素而轻易改变。毕竟宝宝还是处于身体生长发育最重要的时期，营养的摄入和良好的睡眠都是不能缺少的，同时规律的生活习惯还可以培养宝宝的自控能力。

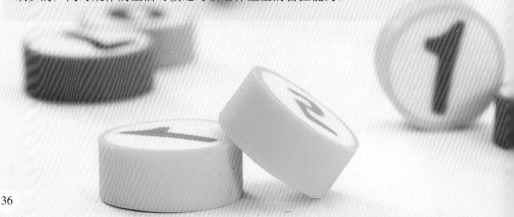

1 准备就绪的迹象

- ◆ 自己进食
- ◆ 渴望自己选择食物

2 可选择的食物

- ◆ 基本上所有食物都可以尝试

3 喂养注意事项

　　宝宝满两岁后，肠道消化系统逐渐发育完善，饮食的种类和进食时间大体与成人相同，但还是要注意营养平衡，以及吃易于消化的食物，辛辣刺激性的食物还不能接触。除了每日的三餐外，还可以在上午和下午分别给宝宝添加一次小点心。需要注意的是，点心不宜过多，而且不要与正餐时间距离太近，以免影响正餐的食欲。

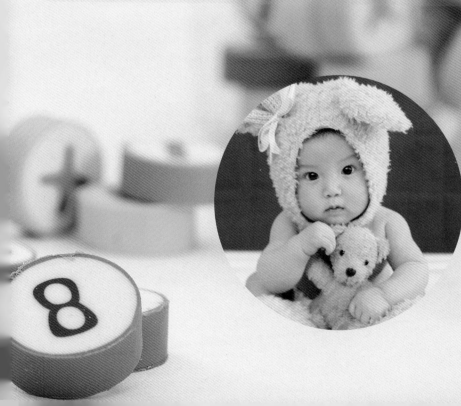

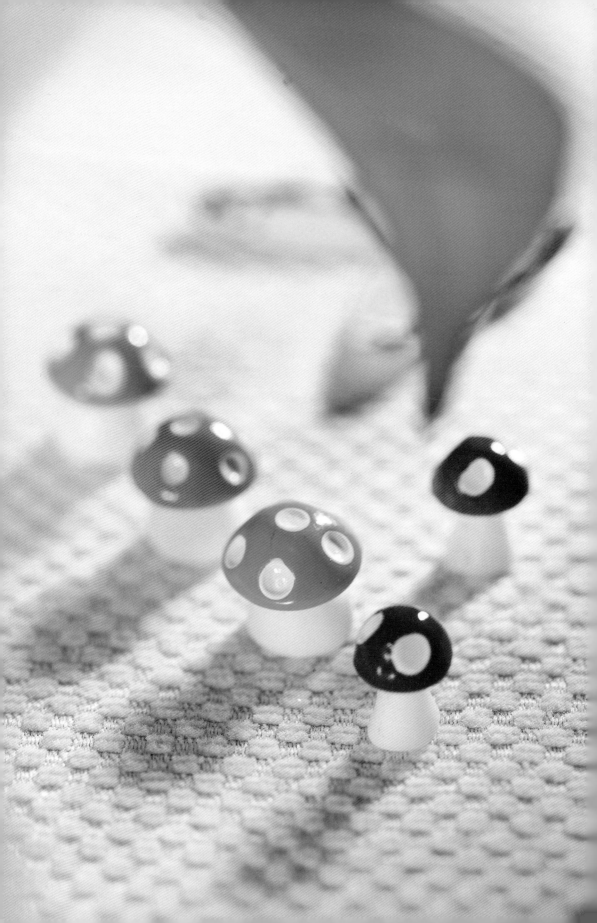

第三章

吃好一日三餐，奠定宝宝身体健康的基石

膳食宝塔 宝宝膳食结构的最佳参考

食物多样化——读懂膳食宝塔

　　想要让宝宝获取均衡的营养，最基本的方法就是参考膳食宝塔安排宝宝的三餐。让宝宝均衡地获取7大营养素——蛋白质、脂肪、碳水化合物、维生素、矿物质、膳食纤维、水。提到均衡搭配，就不得不说一个大家都耳熟能详的名词：膳食多样化。简言之就是食材品种要多，但这并不意味着每顿饭的量要加大，宝宝的食量不会有那么大的变化，重点在于，尽量把1份食物用多种食材来制作。

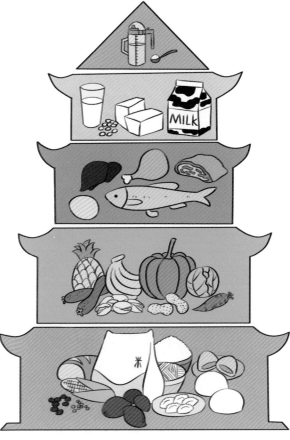

第五层：以油脂类为主
包括植物油等。主要提供能量，还可提供维生素E和必需脂肪酸。

第四层：以奶类和豆类食物为主
(1) 奶类主要包括鲜牛奶、奶制品等，除含丰富的优质蛋白质和维生素外，钙含量也较高，且利用率高，是天然钙的极好来源。
(2) 豆类含丰富的优质蛋白质、不饱和脂肪酸、钙及维生素 B_1、维生素 B_2 等。

第三层：以畜、禽、鱼、虾、蛋类为主
(1) 主要提供优质蛋白质、脂肪、矿物质、维生素A和B族维生素。
(2) 鱼、虾等脂肪含量少，可适当多吃；畜肉、禽肉等要适当少吃。

第二层：以蔬菜和水果为主
(1) 主要提供膳食纤维、矿物质、维生素。
(2) 一般来说，红、绿、黄色较深的蔬菜和深黄色水果中营养素含量更加丰富，所以应多选用深色蔬菜和水果。

第一层：以谷类为主
(1) 包括米、面、杂粮。主要提供碳水化合物、蛋白质、膳食纤维及B族维生素。
(2) 它们是膳食中能量的主要来源，多种谷类掺着吃，要比单吃一样好。

膳食宝塔

·类别全面·

每天摄入的食物必须包含以下四类：

①提供碳水化合物的主食（谷类和薯类）。

②提供膳食纤维和矿物质、维生素的水果、蔬菜、菌藻类。

③提供大量蛋白质的肉、蛋、水产。

④提供优质蛋白质且富含钙质的奶类、豆制品及坚果类。

·每日摄入品种多样，总量不变·

在同类别食材中选取不同品种的食材混合烹饪，但各类别总量不变，比如：

①主食：各种谷物、粗细杂粮、富含淀粉的薯类，每顿主食都可以用 3 种以上进行搭配，但总量是不变的（如：1～3 岁宝宝每日碳水化合物推荐量为生重100～150 克）。

②水果蔬菜：水果可以选取 2～3 样，蔬菜每天最好都有绿色蔬菜，其次红色、黄色、紫色等多色系选取 4～5 种搭配。

③蛋白质：肉、蛋、豆制品可以每天选取 3～4 种进行搭配。

·色彩多样化·

对宝宝而言，不同颜色的食材代表着不同的营养和功效，色彩的多样化也代表着营养的均衡化。膳食中把各种色彩食物搭配起来食用，避免宝宝出现偏食或挑食，有利于身体和大脑健康、均衡地生长和发育。

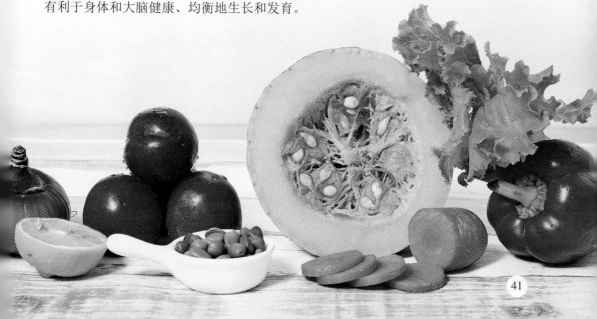

宝宝从小养成的良好饮食习惯，有益于其一辈子的身体健康。从宝宝的饮食结构来谈，一个粗略的原则便是：不同年龄阶段的宝宝，应有不同的膳食结构。

· 新生儿期 ·

这一阶段，宝宝才离开母体，胃肠功能非常弱，因此营养的来源主要是母乳，母乳是此阶段婴儿最佳的选择。因为母乳营养丰富，糖类、脂类、蛋白质比例合适，易于消化吸收，且含有婴儿所需的各种免疫物质，可预防多种感染性与传染性疾病。此阶段一般不用添加任何食物。若宝妈无母乳或因病不能喂宝宝，应选择喂婴儿配方奶粉。

· 婴儿期 ·

指 1 ～ 12 月龄的宝宝，此时宝宝的生长发育非常快，4 ～ 6 月龄后应逐渐添加辅食，如面糊、米汤、菜汤、蛋、瘦肉、豆浆、饼干等，为 1 岁后逐渐断奶打好基础。此时添加食物应遵循下列原则：由稀到稠、由少到多，由细到粗，由一种到多种，并在宝宝身体健康、消化功能正常时添加。

特别提示：辅食添加时间表

◆ 6 月龄：开始添加半固体食物，如米糊、菜泥、果泥、蛋黄泥、鱼泥等；
◆ 7 ～ 9 月龄：可由半固体食物逐渐过渡到可咀嚼的软的固体食物，如烂面、碎菜、全蛋、肉末；
◆ 10 ～ 12 月龄：大多数宝宝可以逐渐转为进食以固体为主的食物。

随着月龄的增加，应逐渐增加食物种类和数量，并调整辅食次数。添加一种新食物的过程中，如宝宝出现呕吐、腹泻、出疹子等症状，可暂缓添加。待症状消失后，再从少量开始试着重新添加，如仍不能适应，需暂停食用并咨询医生。在宝宝生病时，最好不要添加新食物。

· 幼儿期 ·

指 1 ～ 3 岁，此阶段宝宝体格发育速度放慢，但脑的发育加快，因此饮食中应注意优质蛋白质的供给。此时宝宝的牙已逐渐出齐，但咀嚼功能仍较差，食物宜细、软、烂、碎，不能与成人进食完全相同的食物。

每日应给予 250～500 毫升牛奶或豆浆，并注意肉、蛋、鱼、豆制品、蔬菜、水果的供给。每日三次正餐外加 1～2 顿点心。

注意，此时宝宝户外活动增加，开始接触到"零食"这种新鲜的食物，难免会喜欢上喝各种饮料、吃各种小食品，但小食品吃多了会影响正餐，所以，应严格控制宝宝吃零食的量。

·学龄前期·

指 4～7 岁，此时宝宝的膳食已接近成人，可同成人一样食用米饭、面食、菜肴，但仍要避免过于坚硬、油腻或重味的食物。饮食要多样化，荤素搭配，粗细粮交替，保证营养平衡，饭后仍需添加水果，饮料与零食尽量少食。

·学龄期·

此时孩子的饭食基本同成人一样，但膳食安排要营养充足、饭菜合宜。应注意以下几点：

1. 食物花色品种多：既要有米面类，又要有富含优质蛋白质的豆、蛋、乳、肉、奶，再加上大量绿叶蔬菜、水果。粮食仍应粗细粮兼有，荤素搭配，要在保证营养的基础上经常变换花色以激发宝宝的食欲。

2. 三餐一点（即午餐和晚餐之间加一顿点心）最合适。因宝宝上午学习紧张，消耗大，早餐要包含牛奶、豆浆、肉蛋类。

3. 养成良好的饮食习惯，不偏食，少吃零食，注意饮食卫生，进食时不看书、电视，集中思想吃饭。有些宝宝不喜欢吃菜，针对这种情况，家长应从教育着手，使宝宝明白吃菜可补充多种维生素及矿物质，对其健康非常有利，对女宝宝可说多吃菜才能皮肤好，对男宝宝可讲不挑食、不偏食能长高。

总之，不管哪个年龄段的宝宝，膳食一定要均衡，要荤素搭配、粗细搭配，并注意优质蛋白质的摄入，养成良好的饮食习惯，尽量少吃甜食、小食品，少喝饮料，这样才能避免肥胖症或营养不良症的发生。

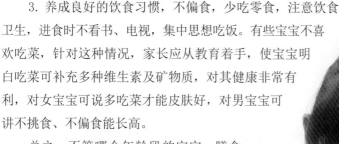

宝宝早餐要吃好　营养全面身体好

早餐，是一日膳食中最重要的一环。俗话说"一日之计在于晨"，早餐的质量，关系到宝宝上午活动的能量，也直接影响到宝宝的生长发育。宝宝应定时进食早餐，而且要吃饱、吃好。

宝宝吃早餐有讲究

·早餐一次不可摄入过多·

早餐的质量直接影响到宝宝的健康。由于宝宝的胃容量小，一次不可摄入过多的食品，我们更应注重早餐的营养价值。一般早餐摄入的营养成分要占到全天摄入量的1/3左右，保证碳水化合物、蛋白质、钙、膳食纤维等的均衡摄取，食物种类不可过于单一，避免宝宝某些营养素摄取不足。

·按时吃早餐更健康·

根据中医理论中的子午流注学说，胃经在辰时当令，就是早晨的 7～9 点之间，所以最好让宝宝在这段时间吃早餐。如果早餐吃得过早，就会影响胃肠道的休息；吃得太晚的话，到 9～11 点脾经当令的时候，胃中没有食物，脾就只能空运转了，没有营养可以输送给五脏，这样既伤脾又影响宝宝的生长发育。

辰时（早晨 7~9 点之间）吃早餐可养护胃气；未时之前（下午1 点前）吃午餐有利于消化吸收；酉时（下午 5~7 点）吃晚餐既养脾胃，又有助于睡眠。

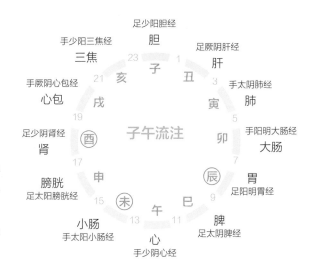

宝宝不吃早餐的危害

·营养不良·

早餐有助于补充糖原和在一天开始时提供人体所需的热量。通常，早餐所提供的热量应占全天的30%左右。研究表明，宝宝如果经常不吃早餐，很容易引起营养缺乏、体质虚弱，影响正常发育。

 呵护健康小贴士

健康的早餐必须满足4个条件：
1. 供应充足的水分和碳水化合物；
2. 提供足够的优质蛋白质；
3. 搭配适量的蔬菜和水果；
4. 让早餐满分还需加点儿坚果。

·容易发胖·

长期不吃早餐使宝宝易发胖。不吃早餐会使机体血糖降低，影响控制饥饱的中枢神经，从而产生饥饿感。这样，中午吃进的食物特别容易被肠胃吸收，更容易形成皮下脂肪。另外，由于吃得过多，食物消化后，多余的糖分大量进入血液，也容易形成脂肪。

·注意力不集中，影响学习·

对宝宝来说，不吃早餐会造成其学习能力下降，出现注意力不集中、反应迟缓、对事物的兴趣降低、精神颓废等现象。

改变陋习，让宝宝爱上早餐

·不要为了省事，将前一天的剩饭做成早餐·

有些家里的老人比较节俭，习惯将头天晚上的剩菜热一热，当早餐吃。可是这些剩菜隔夜后，很容易产生一种名为亚硝酸盐的有毒物质，长期吃剩菜会对人体健康产生危害，尤其是正处于长身体时期的宝宝是绝对不可以吃剩菜的，要给宝宝用新鲜的食材来做饭。

·不吃油条等油炸食品·

油条配豆浆是我们最常见的传统早餐。但油条是高温油炸食品，营养价值低而油脂含量高，有些黑心的小摊贩还会用地沟油等劣质油制作油条，带来细菌和致癌物质的风险。豆浆加油炸食品的组合热量很高，宝宝娇弱的胃难以消化，所以不宜给宝宝食用。

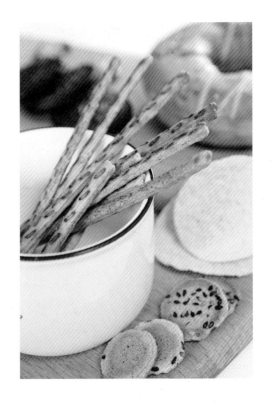

·不用零食当早餐·

很多家长会在家中常备一些饼干等零食，当来不及准备早餐就拿一些给宝宝充饥。也有些宝宝爱吃零食，早晨不吃早饭只吃零食，这些做法都是不健康的。对于早晨处于急需能量补给的宝宝来说，这些零食很不利于消化吸收。而且零食能在短时间内提供能量，但饱得快饿得也快。吃零食当早餐的宝宝容易营养不良、抵抗力下降，产生多种健康问题。

推荐最简单方便的宝宝营养早餐套餐搭配

早餐尽量丰富，干稀搭配，有主食也有辅食。淀粉类以馒头、面条、面包、五谷杂粮粥为主，蛋白质来源可以是鸡蛋、鱼肉、瘦肉、虾仁等，新鲜蔬菜和水果也必不可少。早餐还要注意补充钙，牛奶、豆浆、米糊换着花样吃。

宝宝早餐搭配参考

A. 馒头、鸡蛋、牛奶、猕猴桃

B. 瘦肉什锦面条（面条＋瘦肉＋鸡蛋＋青豆＋玉米粒）、牛奶

C. 荠菜肉包、鸡蛋羹、坚果碎草莓酸奶

D. 小面包或吐司面包片、虾仁蔬菜沙拉、牛奶泡坚果麦片

宝宝午餐不将就 种类多样营养足

宝宝的运动量大，早上吃的东西很快就消化完了，所以到吃午饭的时候就吃很多，把小肚子撑得鼓鼓的，这样会让脾胃很受累。所以，我们强调午餐宜吃饱，但也不宜过饱，八分饱即可。妈妈应该让宝宝从小就养成这个好习惯，会更有助于宝宝的脾胃健康。

宝宝吃午餐有讲究

·午餐什么时候吃最好·

午餐最好在下午1点之前吃完，因为下午1～3点（未时）是小肠经当令，如果在未时之前吃完午餐，可以在小肠精力最旺盛的时候把营养物质都吸收进人体。

·午餐食物要注意酸碱平衡·

食物按其在人体内代谢后的产物的性质可分为酸性和碱性两类。鱼、肉、禽、蛋、米、面为酸性，蔬菜、水果、豆类及豆制品为碱性。人体内存在自动调节酸碱平衡的系统，只要饮食多样化，吃五谷杂粮，就能保持酸碱平衡。

·细嚼慢咽很重要·

有些宝宝为了赶时间去玩，或是没有养成良好的用餐习惯，吃起午饭来狼吞虎咽，风卷残云。这看起来是吃得香，其实对肠胃不利。健康的用餐方式应当是细嚼慢咽的。

推荐最简单方便的宝宝营养午餐套餐搭配

宝宝处在不同的年龄阶段，对营养的需求也会不同，根据膳食平衡的原则，一份好的宝宝午餐除了包含米饭或面条或馒头等主食外，还应该包括能提供蛋白质的肉类、奶类，能提供矿物质、维生素的蔬菜、水果。全面的搭配才能为宝宝成长提供充足的营养。

宝宝午餐搭配参考

A. 米饭、鲜玉米、熘猪肝黄瓜、冬瓜丸子、拌三丝、苹果

B. 杂粮米饭、南瓜、豆豉烧鲳鱼、肉末香菇烩豌豆、煸炒红绿柿椒、猕猴桃

宝宝晚餐要适量　减轻负担脾胃健

宝宝吃晚餐有讲究

·晚餐种类把握好·

给宝宝准备的晚餐最好是以蔬菜为主，肉类等不易消化的食物量要少。另外，宝宝的晚餐是不提倡汤泡饭的，因为汤泡饭很容易导致宝宝肥胖。

·晚餐量的把握·

成人三餐的标准，是早餐吃好、午餐吃饱、晚餐吃少，但正长身体的宝宝不是这样的。宝宝的消化功能很强，如果晚餐吃得太少，他们在饥饿的状态之下是很难入睡的，这既影响宝宝的睡眠质量，又对其健康成长不利，还可能导致缺乏营养。宝宝的晚餐要看情况而定，如果不是很饿，可以适当少吃一点儿，如果饿了那就要吃饱，只要不吃撑即可。

·饭后不宜马上睡觉·

吃过晚饭后，人是很容易犯困的，但是，饭后马上睡觉对宝宝的消化非常不好，即使宝宝很困，家长也要注意，让宝宝饭后活动大约 1 个小时，然后再睡觉。

推荐最简单方便的宝宝营养晚餐套餐搭配

晚餐到次日早餐间隔达 12 个小时以上，虽然睡眠时并不需要补充食物，但儿童的生长发育夜间不会停止，同样需要一定的营养补给。若晚餐吃得太少、质量太差，则无法满足这种需求，可能影响其生长发育。

宝宝晚餐搭配参考

A. 猪肉虾饺、西红柿鸡蛋汤、蒸胡萝卜（半根）

B. 米饭、凉拌三丝、紫菜虾皮汤

C. 花卷、青椒牛柳、小米粥

宝宝饮食误区多

误区 1：一味推崇儿童食品

其实不瞒各位，这个错误我也犯过。最早为宝宝添加辅食时，由于不能加盐，所以我选择了儿童酱油。后来才知道，儿童酱油钠含量一点儿不比成人酱油低。同样的，很多打着"儿童专用"旗号的食品，其实并不适合给小宝宝吃。

误区 2：保健品有益健康

不少爱子心切的父母认为蜂王浆等是高级营养品，为了使宝宝更健康，在每日吃饭、饮水时都给他们喝一些，有的甚至以此代替牛奶给宝宝吃。

虽然宝宝营养充足是正常生长发育的关键，但很多补会含有一定量的激素，即使"宝宝专用补品"中的某些品种，也不能排除其含有类似性激素和促性腺因子的可能。当宝宝摄入这些外源性激素后，很大可能会发生性早熟现象。

另外，保健品中所含的营养成分并不全面，若长期以这些保健品代替食物，容易出现营养缺乏症，更会影响宝宝的生长发育。此外，有些保健品含糖量较高，经常吃还会影响婴幼儿的食欲。其实，健康的宝宝，只要根据实际需要，按比例进食牛奶、鸡蛋、肉类、谷物、青菜、水果、豆制品等日常食品，已完全可以得到充分的营养。盲目进补，反而影响宝宝的健康。

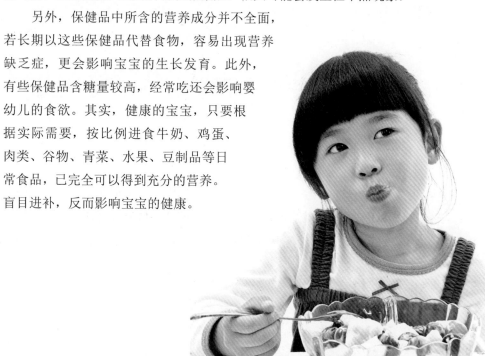

误区 3：喝鲜榨果汁和吃水果效果一样

现如今，父母都致力于为宝宝创造良好生活环境，餐桌上除了营养美味的佳肴之外，饮料也是少不了的。面对各种各样的饮料，成年人尚且禁不住诱惑，宝宝就更不用说了。瓶装饮料添加剂太多，有些家长就把水果榨汁给宝宝当水喝。虽然鲜榨果汁比碳酸饮料好些，但还是比不上直接吃水果，因为当水果被榨成汁后，只有可以溶于水的营养素被部分保留下来，不少营养素留存于果渣中被弃去，造成营养素的大量流失。而且水果中的糖分被浓缩进果汁中，容易引起肥胖、龋齿等。更为严重的是，宝宝喝过酸酸甜甜的果汁后，就不愿意再喝寡淡无味的白水，然而白水是饮料无法替代的。所以，宝宝喝鲜榨果汁是可以的，但是绝不能代替吃水果。

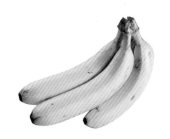

误区 4：吃汤泡饭易消化

有些人觉得汤水的营养价值高，还能将饭泡软，所以经常喂宝宝这样的饭，这其实是非常错误的做法。汤中只有小部分的营养成分，而更多的营养还在食材里，并且汤会把米饭泡涨，长期吃汤泡饭会给胃部造成严重的负担。

误区 5：蔬菜可以用水果代替

宝宝不爱吃蔬菜的情况生活中也不少见，有些家长想到用水果来代替蔬菜，认为这样可以弥补蔬菜摄入量的不足。但事实上，水果并不能代替蔬菜。尽管它们在营养成分上有许多相似之处，但相似不代表相同。

蔬菜的纤维素含量普遍高于水果，糖分含量却比水果低，当水果不太新鲜时就连所含的维生素的量也不及蔬菜。可以说，日常膳食中，给宝宝补充一定量的新鲜蔬菜，可以少吃甚至不吃水果，但反之，只吃水果不吃蔬菜，则是行不通的。

误区 6：多喝骨头汤可以补钙助长高

很多妈妈会觉得骨头汤的含钙量很高，所以喜欢煲骨头汤给宝宝喝。其实骨头汤中的营养非常有限，同时因熬煮的时间太长，还有可能产生太多嘌呤，对健康反而不利。

其实想要给宝宝补充钙，除了给宝宝平衡的膳食之外，多吃肉类和虾等都能达到补钙的目的。

误区7：零食都是垃圾食品

有些父母对宝宝吃零食心存偏见，认为凡是零食一定有害健康，宝宝吃了会影响生长发育。其实，零食不等同于垃圾食品，高热量低营养的食品才是垃圾食品。专家建议，在不影响正餐的情况下，可以让宝宝适量吃些有营养的零食，补充营养成分。如果是身材瘦小的宝宝，最好下午或晚饭后给他吃些零食，如坚果类、奶制品。手巧的家长还可以亲手制作小零食给宝宝吃。上了小学的孩子也可以采用这种方法补充营养。

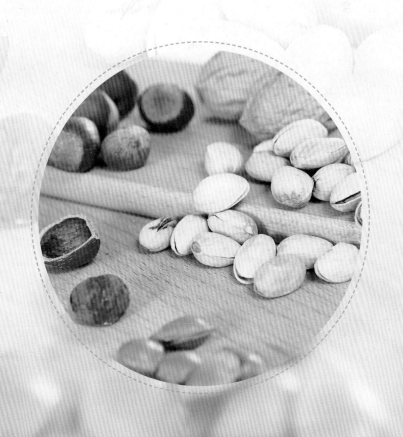

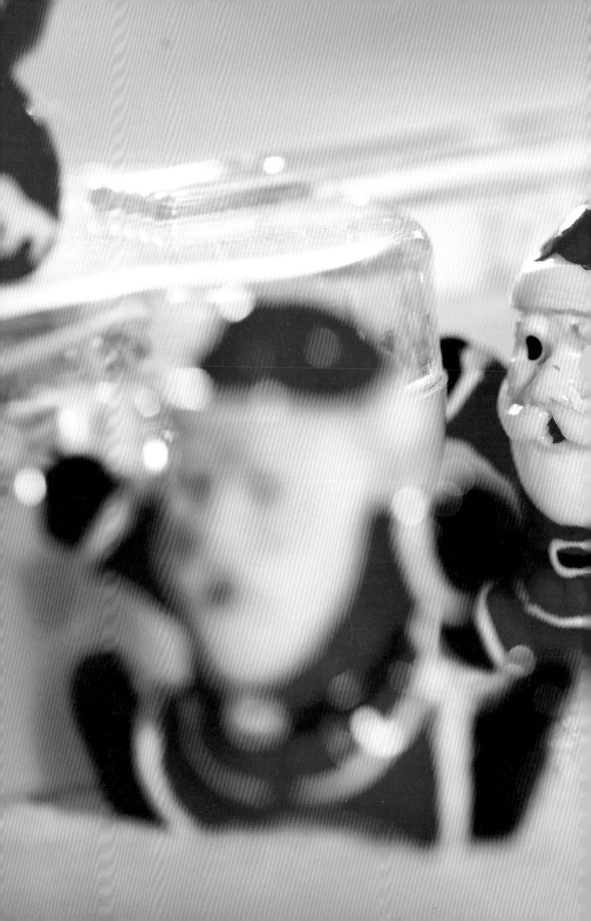

第四章

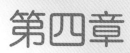

食补胜于药补，根据宝宝需求选对食材

健康体魄后天养　免疫力提高身体棒

免疫力是什么?

免疫力是人体自身的防御机制，帮助识别和消灭外来侵入的病毒、细菌等。同时免疫力还可以处理自身衰老、损伤、死亡、变性的细胞，有识别和处理体内突变细胞和病毒感染细胞的能力。说简单一些，就是人体识别和排除"异己"的一种生理反应。

宝宝免疫力低下的原因

1. 先天性免疫低下：也称为免疫缺陷，是因为组成免疫系统的某种或多种组分由于基因突变等原因而丧失了原有的功能，所导致的免疫低下。

2. 后天继发性免疫低下：是指由于某些因素而引起的免疫低下，比如感染、药物、营养不良等。不过，此类免疫低下的宝宝经过去除引起免疫低下的病因后，免疫功能往往都可以恢复。

3. 生理性免疫低下：这种情况不属于病态。

如何增强宝宝的免疫力?

1. 母乳喂养

胎儿可以通过胎盘接收抗体，获得免疫力。出生后，母乳中含有一种免疫球蛋白，有了它就可以抵抗过敏原和细菌的入侵，增强宝宝的免疫力。

2. 选择合适的食物

选择什么样的食物取决于宝宝所处的阶段：

初生至 3 月龄，母乳是最好的营养食品（若没办法母乳喂养，配方奶是最好的选择）；

6 月龄之后，进入辅食阶段，母乳（或配方奶）和辅食就是并行的最佳食品；

在 1 岁之后，适合宝宝的固体食物应该是最合适的选择。

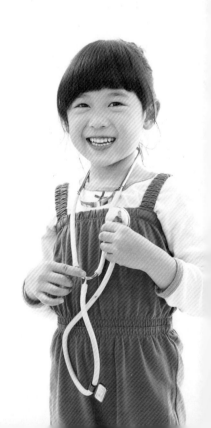

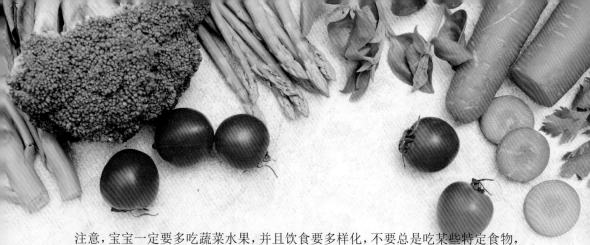

注意，宝宝一定要多吃蔬菜水果，并且饮食要多样化，不要总是吃某些特定食物，这样容易造成营养失衡。

3. 多运动

运动是增强宝宝免疫力的良好途径，因为淋巴拥有很多抗感染细胞，加强运动可以促进淋巴循环，还有助于增强宝宝的食欲。所以不论处于哪个年龄段，不论在什么季节，都应该鼓励宝宝多运动。

4. 多晒太阳

我们都知道过多的日照对婴儿的皮肤有害，但适当的自然光照可以保证宝宝的免疫系统正常工作。建议家长在天气好的时候，可以每天带宝宝到室外接受一些自然光照，尤其是对新生的宝宝来说，这样可以有效预防佝偻病。

5. 充足的睡眠

睡眠不良会让人体内负责对付病毒和肿瘤的 T 细胞数目减少，生病的概率随之增加。因此，从宝宝出生开始，每天记录下他喝奶、睡觉的时间，耐心帮助他建立生活规律。等宝宝大一些后，也要尽量保证每天作息有规律。

6. 营养均衡

做到有精有细、不甜不咸、三四五顿、七八分饱，同时要适当补充碳水化合物、蛋白质、维生素等。饮食要少糖，因为摄取糖分过高的饮食，会干扰白细胞的免疫功能。另外冰冻、生冷、寒凉的食品也尽量不要给宝宝吃。

7. 不要害怕病菌

轻微的病菌感染，比如感冒、发烧等疾病，是能够帮助宝宝完善免疫力的。因此，当宝宝发烧、感冒时，家长不必太紧张，做好护理工作即可。

8. 接种疫苗

接种疫苗是人类为抵御传染性疾病而采取的积极措施，如接种卡介苗预防结核病，口服脊髓灰质炎疫苗预防脊髓灰质炎（也就是俗称的小儿麻痹症），接种乙肝疫苗预防乙肝等。家长们一定要按时为宝宝接种疫苗！

香菇疙瘩汤
XIANGGU GEDATANG

这一碗疙瘩汤既有主食，也有蔬菜，营养搭配比较合理。

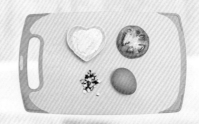

其他食物巧搭配

一碗热乎乎的疙瘩汤，可以根据家里的食材，加一些肉或蛋、蔬菜等，既营养又美味。

● **材料**

① 西红柿1个　② 鲜香菇1个

③ 鸡蛋1个　④ 面粉适量

⑤ 葱花少许　⑥ 盐少许

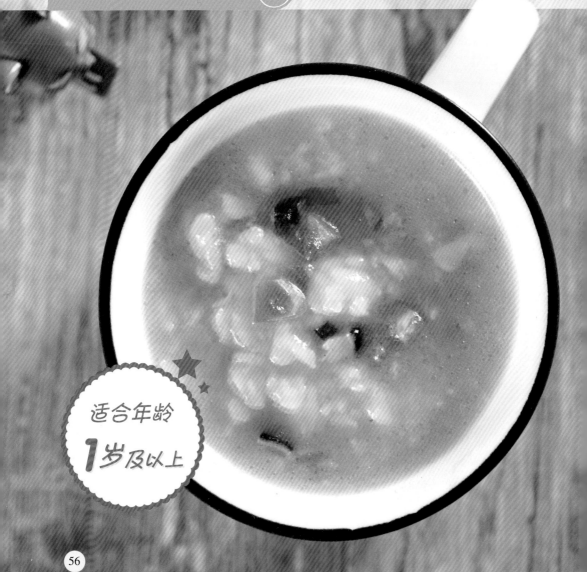

适合年龄
1岁及以上

● **做法**

① 香菇洗净去蒂，放入开水锅中煮熟后控干水，切成小丁。西红柿洗净，切成小块。
   鸡蛋打散，待用。

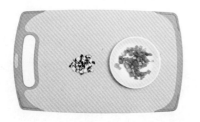 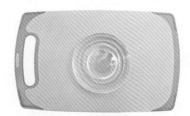

② 面粉放到碗里，滴入凉水慢慢搅拌成面疙瘩
   状。不要太湿，不然很容易粘在一起。

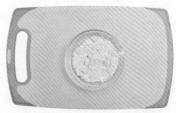

③ 锅内放入少许油烧热，下葱花爆香，放入香菇丁炒香后加入西红柿一起翻炒，
   加入少许开水，开锅后慢慢加入面疙瘩，将面疙瘩煮熟后倒入打散的鸡蛋液，
   最后加盐调味即可。

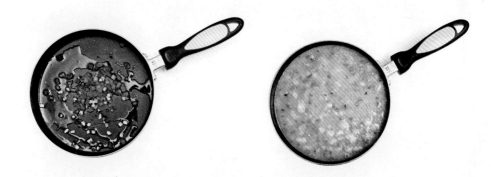

【宝妈碎碎念】
    这款辅食稍小点的宝宝也可以吃，只是别放盐就行。疙瘩汤可开胃，
对增强食欲有一定的效果。

葱香肉末面

CONGXIANG ROUMOMIAN

这是一碗荤素搭配、营养满分的面。面条是最快手也是最容易做的，而且味道好一点儿的面条宝宝会非常爱吃。

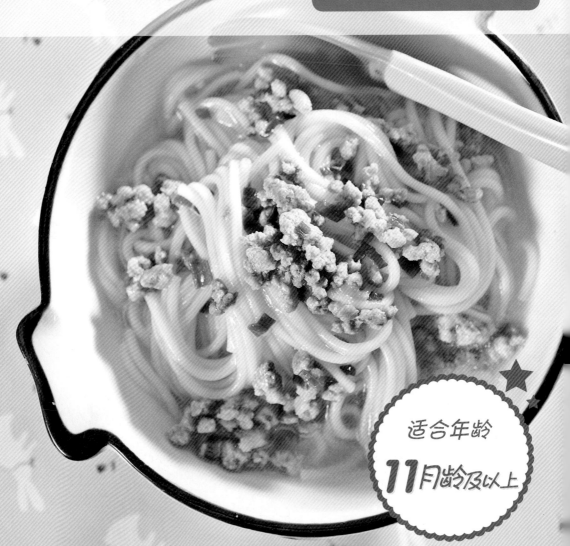

● 材料

1. 小葱 50 克
2. 肉末 50 克
3. 宝宝酱油少许
4. 宝宝面条少许
5. 盐少许

小贴士：对于 1 岁以内的小宝宝，建议饮食中不添加盐及含盐分的调料，待宝宝 1 岁以上再少量添加。本书后面食谱中，盐的用法均遵循此原则。

适合年龄
11月龄及以上

● 做法

① 小葱择洗干净，切成葱末。

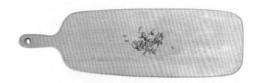

② 锅内放入少许油烧热，下入小葱末炒香后加入肉末翻炒出香味，加入酱油和一点儿开水，烧开后加入盐调味。

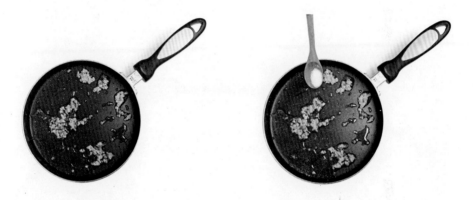

③ 汤锅中加水烧开，放入面条煮熟，捞到碗里，浇上炒熟的香葱肉末即可。

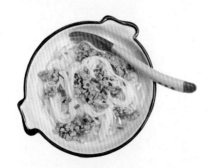

其他食物巧搭配

这款面条中还可以加入鸡蛋、蔬菜，增加维生素和蛋白质的摄入。

【宝妈碎碎念】

　　有的宝宝这个月龄时已经开始有一定的抓握能力了，会喜欢自己拿着勺子来"倒腾"辅食，这时候宝宝面前往往会一片狼藉。建议妈妈们不要阻止，而是更多地引导宝宝，并鼓励宝宝。

牛肉蔬菜缤纷粥
NIUROU SHUCAI BINFENZHOU

给宝宝加肉食，我一般选择鱼肉或牛肉，前者对宝宝的大脑发育有利，后者补铁功效最佳，而且富含蛋白质和脂溶性维生素等各种营养素，可帮助宝宝均衡营养、提高免疫力。1岁以上的宝宝，吃饭的时候很难安分下来，不同颜色的蔬菜可以吸引宝宝前来吃饭哟！

● **材料**

① 大米 150 克　　② 牛肉碎 100 克

③ 西葫芦 30 克　　④ 菜花 30 克

⑤ 胡萝卜 30 克　　⑥ 青豆 20 克

⑦ 姜片 2 片　　⑧ 儿童酱油适量

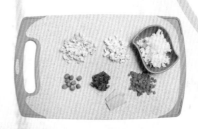

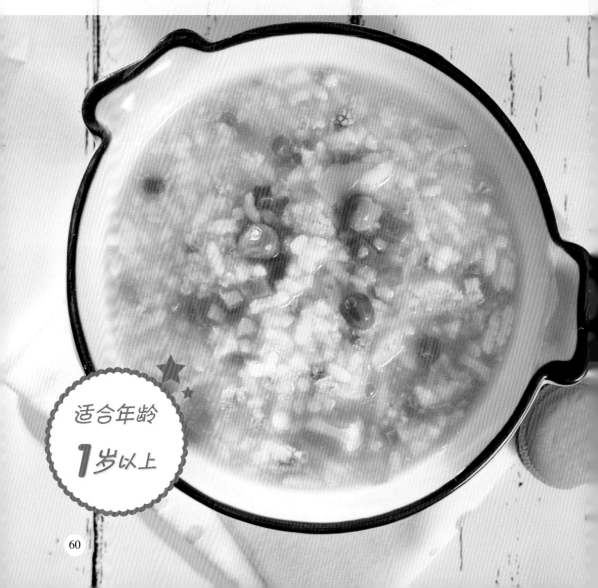

适合年龄
1岁以上

● 做法

① 西葫芦、菜花、去皮胡萝卜洗净，切成小丁；青豆泡洗干净。

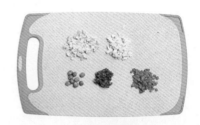

② 大米淘洗干净，放入开水锅大火煮开。

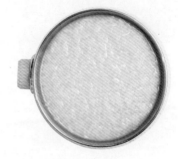

③ 依次向锅内放入生姜片、牛肉碎、青豆、西葫芦丁、菜花丁、胡萝卜丁，一起熬煮。

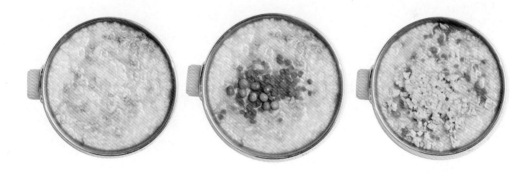

④ 待所有材料熬至软烂后加入儿童酱油调匀即可出锅。

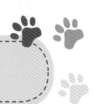

【宝妈碎碎念】
　　牛肉搭配西葫芦、胡萝卜、青豆等蔬菜，营养更加均衡全面。

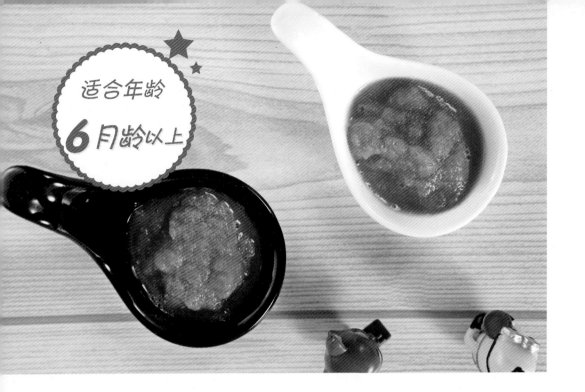

美味胡萝卜泥 ——
MEIWEI HULUOBONI

胡萝卜泥含有丰富的胡萝卜素，适合 6 月龄以上的宝宝。

● **材料**

胡萝卜 200 克

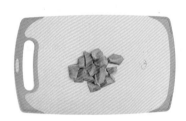

● **做法**

① 胡萝卜洗净，去皮，切成小块。

② 将切好的胡萝卜块放在小碗里，上蒸锅中火蒸 15 分钟，至胡萝卜熟烂。

③ 将蒸好的胡萝卜放入搅拌机中搅拌成泥状即可。

其他食物巧搭配
胡萝卜泥可以搭配主食一起食用，最佳搭配是小米粥糊糊、粳米粥糊糊，然后是高铁米粉。

宝妈有问必答

经常有宝妈问我，说发现宝宝吃胡萝卜后，便便里有胡萝卜残留，还能不能继续添加？我的建议是将胡萝卜尽量处理得细腻点再喂给宝宝，如果还是发现便便里有胡萝卜颗粒，建议停 1 个月再尝试。

土豆鸡蛋沙拉
TUDOU JIDAN SHALA

土豆，主要成分为淀粉，还含有维生素C、膳食纤维等营养素，可帮助肠胃蠕动，是宝宝辅食的好选择。

● **材料**

① 中等大小的土豆 2 个
② 鸡蛋 1 个
③ 黄瓜适量
④ 红甜椒少许
⑤ 沙拉酱适量
⑥ 盐少许

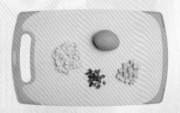

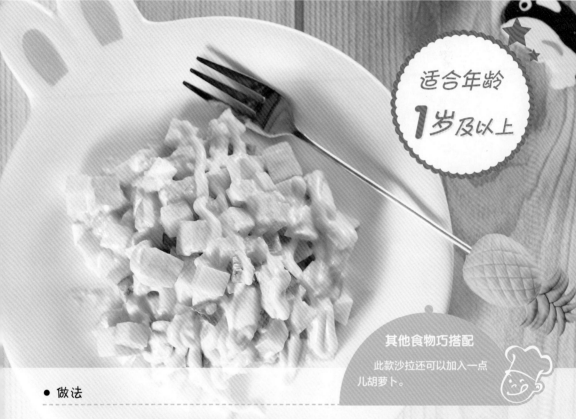

适合年龄 1 岁及以上

其他食物巧搭配
此款沙拉还可以加入一点儿胡萝卜。

● **做法**

① 土豆削皮，切成小块，放进盘子里。

② 把土豆块连盘子一起放进蒸锅，旁边放生鸡蛋，隔水蒸20分钟，取出晾温，用小勺把土豆块压成泥。剥掉鸡蛋壳，把蛋白、蛋黄分开，分别切成小丁。

③ 黄瓜洗净，切成丁。红甜椒洗净，去蒂、籽，也切成小丁。

④ 把蛋黄丁、鲜牛奶和少许盐与土豆泥拌匀，接着放入蛋白丁、黄瓜丁和红甜椒丁拌匀。

⑤ 把土豆泥放在宝宝喜欢的小盘子里，挤上沙拉酱就可以了。

健脑益智靠食补　聪明宝宝吃出来

所有父母都想让宝宝健康发育，都想让宝宝有个聪明的头脑，有个美好的未来。0～3岁是宝宝大脑发育的重要时期，这个时候宝宝需要从食物中摄取大量的营养。如何让宝宝的大脑更好地发育呢？给宝宝多吃健脑益智的食物是个不错的办法。

常见的健脑益智食材

鱼类

鱼肉脂肪中含有对神经系统具有保护作用的Ω—3脂肪酸，有助于健脑。

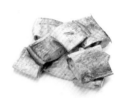

蛋类

无论吃鸡蛋、鸭蛋还是鸽蛋，都提倡吃全蛋。蛋类是极好的蛋白质来源，而且蛋黄中的卵磷脂经吸收后释放出来的胆碱能合成乙酰胆碱，乙酰胆碱能显著改善宝宝的记忆力。此外，蛋黄中铁、磷的含量较高，也有利于宝宝的脑发育。

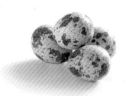

葡萄

紫色葡萄比浅青色的营养价值更高。葡萄是公认最佳的抗氧化水果之一，能补肝肾、益气血、益智，但宝宝每天的食用量最好控制在200克内，以免摄入太多糖类影响正餐。

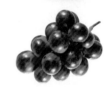

核桃仁

核桃仁能益血补髓、强肾补脑，是强化记忆力和理解力的佳品。家长可以炖核桃粥给宝宝吃，也可以将捣碎的核桃仁与黑芝麻搅拌后，做成馅饼或包子给宝宝吃。但是核桃仁含油脂较多，不易消化，一般3～6岁的宝宝每天吃一两个大核桃就够了。

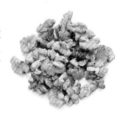

红枣

给宝宝饮红枣汤或吃一把鲜枣，可摄入大量维生素C、微量元素，有安神益智的作用，能让半夜容易梦魇的宝宝睡得踏实，增强入睡后的"潜在记忆"。

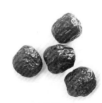

苹果

含有丰富的果糖、镁、锌等。尽量让宝宝吃新鲜苹果，如果是现榨苹果汁最好连皮一起榨取，并让宝宝在10分钟内饮完，防止营养素被氧化。

自制芝麻核桃米糊

ZIZHI ZHIMA HETAO MIHU

这是一款很有营养的米糊，核桃和黑芝麻都是补脑的好东西，并且味道香浓。

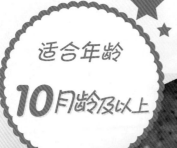

适合年龄

10月龄及以上

● 材料

1 核桃 5 颗
2 大米 20 克
3 黑芝麻 50 克

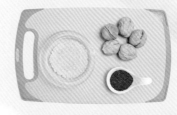

其他食物巧搭配

此款米糊还可以加入红枣、黑米等食材，对宝宝补血、养脾胃有好处。

● 做法

1 核桃去壳后切碎。

2 净炒锅置小火上，无须刷油，倒入黑芝麻和核桃碎翻炒，大约翻炒 3 分钟，炒出香味即可。

3 将两者倒入辅食机中搅打成粉，搅打好的状态要足够细腻。

4 大米提前浸泡 1 小时，放入辅食机中搅打成米浆。

5 汤锅置小火上，倒入米浆，边煮边搅拌，熬至米浆呈黏稠状，再倒入芝麻核桃粉和适量清水即可。

南瓜三文鱼泥
NANGUA SANWENYUNI

三文鱼含有丰富的蛋白质和不饱和脂肪酸如 DHA，有助于宝宝的大脑发育。

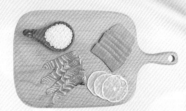

● 材料

1 大米适量
2 三文鱼 1 小块
3 柠檬 1 个
4 核桃油数滴
5 南瓜 100 克

适合年龄

8 月龄及以上

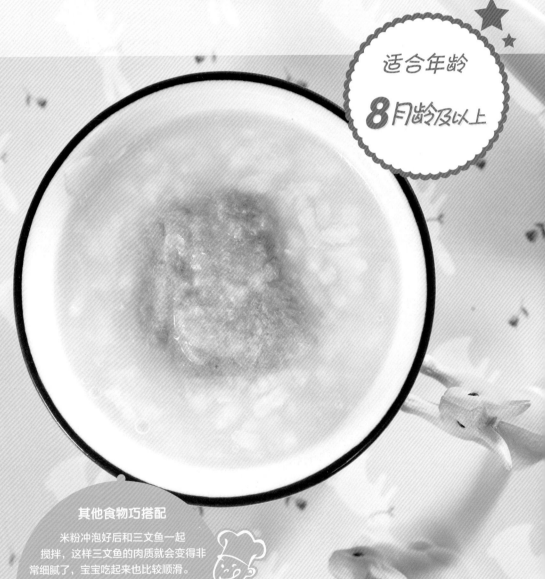

其他食物巧搭配

米粉冲泡好后和三文鱼一起搅拌，这样三文鱼的肉质就会变得非常细腻了，宝宝吃起来也比较顺滑。

● 做法

① 南瓜去皮、瓤，洗净，切片。三文鱼去皮切片，与柠檬片间隔摆入盘中，放入蒸锅中，旁边摆入南瓜片，开火蒸 20 分钟。两片三文鱼间放一片柠檬即可，放多了味道过酸，就不好吃了。

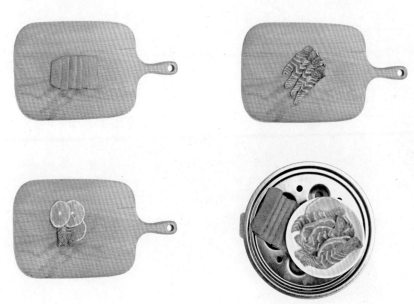

② 把蒸好的三文鱼和南瓜一起打成泥状即成。南瓜的清甜正好掩盖了三文鱼的腥味，味道比较鲜甜，可以拌在宝宝的粥里或米粉

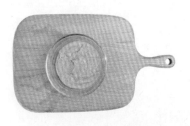 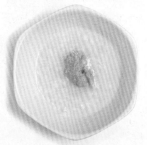

【宝妈碎碎念】
  三文鱼本身带腥味，用柠檬腌制去腥效果好，再加入其他蔬果混合，宝宝会比较好接受。

花生红枣大米粥
HUASHENG HONGZAO DAMIZHOU

花生和红枣搭配，能健脾和胃，让宝宝爱上吃饭。

● 材料

① 花生 50 克
② 红枣 100 克
③ 大米饭 1 碗
④ 冰糖少许

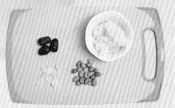

● 做法

① 红枣洗净，去核。
② 将红枣连同花生、大米饭、冰糖一起放入锅内，加入开水烧开。
③ 改成小火，熬至黏稠状即可。

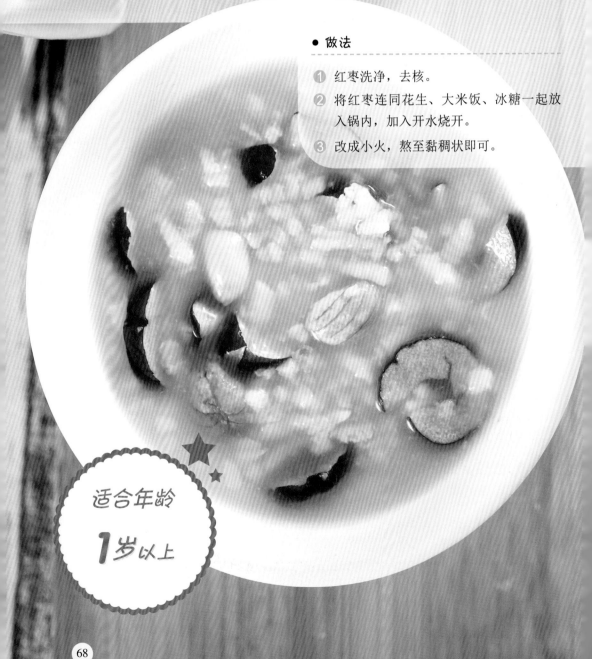

适合年龄
1岁以上

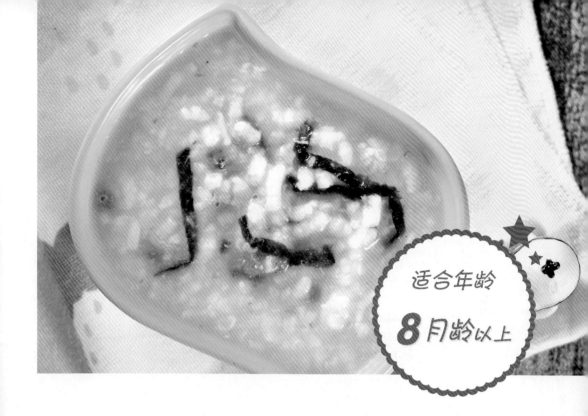

适合年龄

8 月龄以上

海苔肉松粥 ——○
HAITAI ROUSONGZHOU

海苔咸香酥脆，肉松浓郁味美，当海苔和肉松混合在一起时又脆又鲜，拌在粥里营养更加全面，能让挑食的宝宝爱上吃饭。

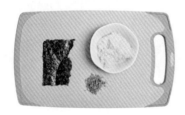

● **材料**

① 海苔适量

② 大米饭 1 碗

③ 肉松 100 克

● **做法**

① 锅内加温水，放入大米饭烧开。

② 改小火，慢慢熬至黏稠状。

③ 撒上肉松和剪成丝的海苔即可。

【宝妈碎碎念】
　　如果没有米饭，还有一个用米粉做的简单方法，就是用开水冲海苔丝，待不太烫后加入肉松和米粉。

养肝又明目　眼睛漂亮视力好

保护视力的营养素和主要食物来源

营养素	作用	主要食物来源
维生素A	维生素A可以预防结膜和角膜发生干燥和退变，预防和治疗"干眼病"，还能增强眼睛对黑暗环境的适应能力。严重缺乏维生素A时容易患夜盲症。	富含维生素A的动物性食物为猪肝、鸡肝、蛋黄、牛奶和羊奶等；植物性食物，如胡萝卜、菠菜、韭菜、青椒、红心紫薯以及橘子、杏子、柿子等均富含维生素A原。
钙	饮食缺钙，会引起神经、肌肉兴奋性增高，使眼肌处于高度紧张状态，从而增加眼外肌对眼球的压力，时间久了容易造成视力损害。	瘦肉、奶类、蛋类、豆类、鱼、虾、海带、蔬菜、橘、橙等都含有相对丰富的钙，但食物钙含量普遍较低。
维生素C	维生素C是眼球晶状体的重要营养物质，缺乏维生素C容易使水晶体发生浑浊，从而患上白内障。	各种蔬菜和水果，其中青椒、黄瓜、菜花、小白菜、鲜枣、生梨等含量较高。
铬	当人体内铬含量下降时，胰岛素的作用就明显降低，使血浆的渗透压上升，导致眼球晶状体和眼房内渗透压也发生变化，促使晶状体变凸，屈光度增加，造成弱视、近视。	人体所需的铬应从天然食物中摄取，如糙米、玉米、红糖中含量都很高。此外，瘦肉、鱼、虾、蛋、豆角、萝卜中也含有一定量的铬。

1 按压眼球

动作要领：双眼闭上，用食指和中指指尖轻轻按压眼球，持续 20 秒左右停止。也可以用手指轻轻旋转着按摩 20 秒。每天早晚各做 2 ～ 3 次。

功效：有助于促进眼睛局部的血液循环。

2 按压眉间

动作要领：闭上双眼，双手拇指贴在眉毛根部的凹陷处，先轻轻按压，然后转动，各维持 10 秒，即可让眼睛放松。每天早晚各做 2 ～ 3 次。

功效：有助于刺激眶上神经，减少视疲劳及偏头痛的发生。

3 眼球运动

动作要领：双眼平视，头部保持不动，眼球以右→上→左→下的顺序转动，重复 3 次后再按相反的方向转动 3 次。每天早晚各做 2 ～ 3 次。

功效：有助于放松眼外肌，缓解视疲劳。

4 远近注视

动作要领：全神贯注地凝视某一远处物体 10 秒，辨认其轮廓。然后，转看掌纹 10 秒，要看清掌纹，如此反复练习 2 分钟。每天早晚各做 2 ～ 3 次。

功效：有助于放松睫状肌，缓解视疲劳。

 呵护健康小贴士

眼睛是心灵的窗口，生活中有多种光源都会对宝宝的眼睛造成伤害，爸爸妈妈要小心啦！

1. 闪光灯：在给宝宝拍照的时候，一定要关掉闪光灯。

2. 激光笔：激光是一种高强度光，不要随意将激光笔给宝宝玩。

3. 突然变强的光：突然暴露于强光之下时，要遮挡住宝宝的眼睛，等眼睛慢慢适应光亮的环境后再放开。

4. 电子产品：所有带屏幕的电子产品发出的强蓝光对宝宝的眼睛伤害都特别大。

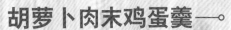

胡萝卜肉末鸡蛋羹

HULUOBO ROUMO JIDANGENG

　　胡萝卜含大量的胡萝卜素，胡萝卜素能在人体中转化成维生素 A，起到养肝明目的功效。

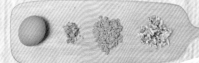

● **材料**

1. 胡萝卜 50 克
2. 瘦猪肉末 50 克
3. 鸡蛋 1 个
4. 葱末少许
5. 香油少许

适合年龄

10 月龄以上

其他食物巧搭配

制作鸡蛋羹时可以搭配蔬菜、鱼肉、虾肉，让营养更充足。

● 做法

1. 将胡萝卜洗净后去皮，切成碎末。
2. 鸡蛋磕到碗中搅拌均匀。

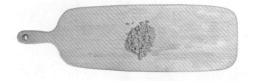 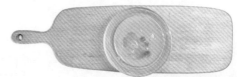

3. 瘦猪肉末加入香油、葱末搅拌均匀。

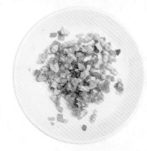

4. 取蒸碗，先倒入二分之一的蛋液，然后均匀撒一层瘦猪肉末，接着将胡萝卜末均匀地铺在肉末上，再将剩余的蛋液倒在胡萝卜末上，最后撒上葱末。

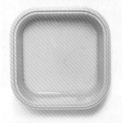 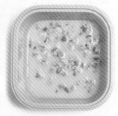 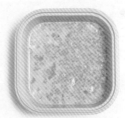 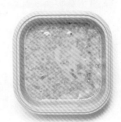

5. 用保鲜膜将蒸碗盖上，放入蒸锅中，用小火蒸 20 分钟左右即可。

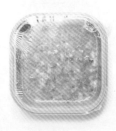

【宝妈碎碎念】

　　1. 蛋羹里的配菜要切得细细的再放进去，因为鸡蛋羹蒸得嫩嫩滑滑，如果菜的颗粒太大可能会噎到宝宝。

　　2. 鸡蛋羹能否蒸得成功，关键就在于加的水量和蒸的时间。建议加蛋液量的 1.5~2 倍量的温水。

枸杞蒸猪肝 —○

GOUQI ZHENG ZHUGAN

枸杞和猪肝都具有补肝明目的功效，
搭配食用，更能保护眼睛。

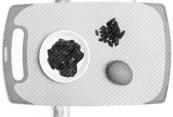

● **材料**

① 鸡蛋 1 个
② 猪肝 50 克
③ 枸杞 3 克
④ 盐少许
⑤ 香油少许

适合年龄

10 月龄以上

● 做法

① 枸杞洗净，猪肝洗净切块。

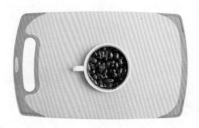 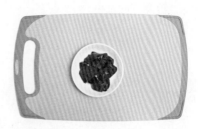

② 将枸杞和猪肝块放入搅拌机，打成泥。

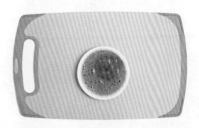

③ 鸡蛋打散，将枸杞猪肝泥放入鸡蛋液中搅拌均匀，再加入少许盐，加入适量温水充分搅拌。

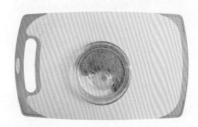

④ 烧开一锅水，将备好的蛋液上锅蒸 10 分钟，关火闷一会儿即可。

⑤ 蛋羹出锅后可以淋上一点儿香油，有助于增强食欲。

其他食物巧搭配

可以将泡发过的木耳切碎，放在打好的蛋液里。黑木耳有滋阴润燥、养胃通便的作用。

【宝妈碎碎念】
　　买回的鲜猪肝先用流水冲洗，然后再放在水中浸泡（可以在水中加一些白醋，促进毒素的排出），最后将猪肝切薄片，放在水龙头下反复冲洗至水变清澈。

枸杞粟米羹一

GOUQI SUMIGENG

枸杞有点儿淡淡的甜，暖胃暖心。

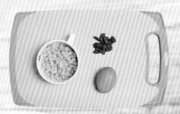

1. 枸杞 5 克
2. 甜玉米罐头 1 罐
3. 鸡蛋 1 个

适合年龄

10 月龄以上

● 做法

1. 枸杞洗净；鸡蛋磕入碗中，打散成蛋液。
2. 锅内放入温水，加入甜玉米粒、枸杞，大火烧开。
3. 煮约 2 分钟后加入打散的鸡蛋液，再煮沸即可出锅。

【宝妈碎碎念】
　　枸杞性温，宝宝一周食用 1～2 次枸杞即可，且每次用量不得超过 5 粒。

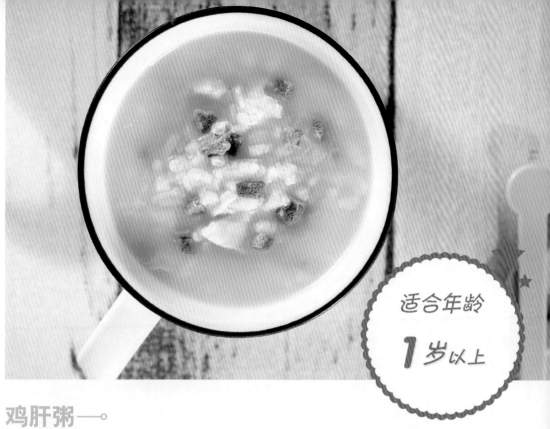

适合年龄

1 岁以上

鸡肝粥——○
JIGANZHOU

　　鸡肝质地比猪肝细滑得多，铁含量也更高一些，很适合给宝宝补铁。

● **材料**

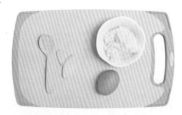

1 大米饭 1 碗

2 鸡肝 150 克

3 生姜 2 片

4 盐少许

● **做法**

1 鸡肝洗净，切成小块，放入开水锅中汆一下，捞出。

2 净锅中放入鸡肝、大米饭、生姜和适量开水，大火烧开后改小火，慢慢熬至黏稠状。

3 出锅前放入盐，搅匀即可。

【宝妈碎碎念】
　　鸡肝也可以换成猪肝。如果是给小月龄的宝宝吃，要把鸡肝或猪肝汆水后研成泥或切成小碎块，然后再下锅煮。

西红柿牛肉面 —○
XIHONGSHI NIUROUMIAN

西红柿和牛肉都富含铁元素，适合宝宝吃。

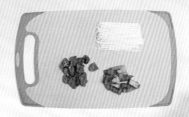

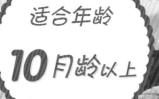

适合年龄
10 月龄以上

● 材料

① 西红柿 1 个　　　　② 牛肉 200 克
③ 面条 1 把　　　　　④ 葱、姜片各适量
⑤ 盐、料酒各适量　　⑥ 大料适量
⑦ 冰糖适量　　　　　⑧ 番茄酱适量

【宝妈碎碎念】
　　如果怕牛肉不干净而选择汆水，则千万不要把肉捞出来后用冷水冲，那样不管炖多久肉都不会烂哦！西红柿丁和肉一起炖是为了让汤更浓郁，让肉和西红柿的味道充分结合，起锅前放入的西红柿块则是因为西红柿丁已经煮烂融在汤里，再放些西红柿块能让这道菜更有口感和层次。

● **做法**

① 西红柿切块，小葱择洗干净卷成环。牛肉切丁，冷水下锅，煮去血沫后捞出。

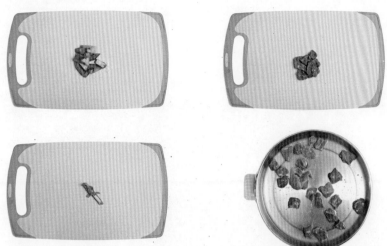

② 锅内倒油，烧至三成热时放入姜片、大料、牛肉，慢慢炒出香味。

③ 随后加入料酒大火烧开，倒入没过食材的热水，放入盐、葱圈、冰糖，炖至牛肉熟烂。为了方便宝宝食用，也可以用高压锅炖牛肉，牛肉会更加软烂。

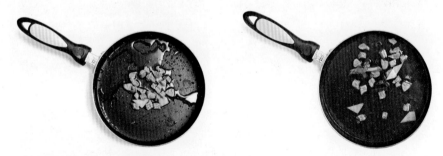

④ 另起油锅烧热，放入西红柿和番茄酱翻炒。

⑤ 再将炖好的牛肉连汤一起倒入，继续炖煮至西红柿软烂。

⑥ 另起锅将面条煮好后捞出，浇上西红柿牛肉汤，放上牛肉丁即可。

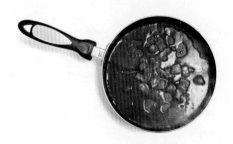
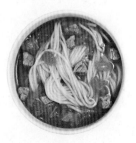

奶酪蔬菜蒸蛋

NAILAO SHUCAI ZHENGDAN

这款蒸蛋比直接摊出来的蛋饼更软，更方便宝宝咀嚼。

● 材料

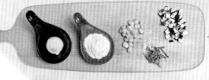

1. 鸡蛋3个
2. 奶酪适量
3. 蔬菜（根据宝宝喜好准备，常用青菜／香菇／玉米粒）
4. 面粉适量
5. 熟白芝麻适量

适合年龄
10月龄以上

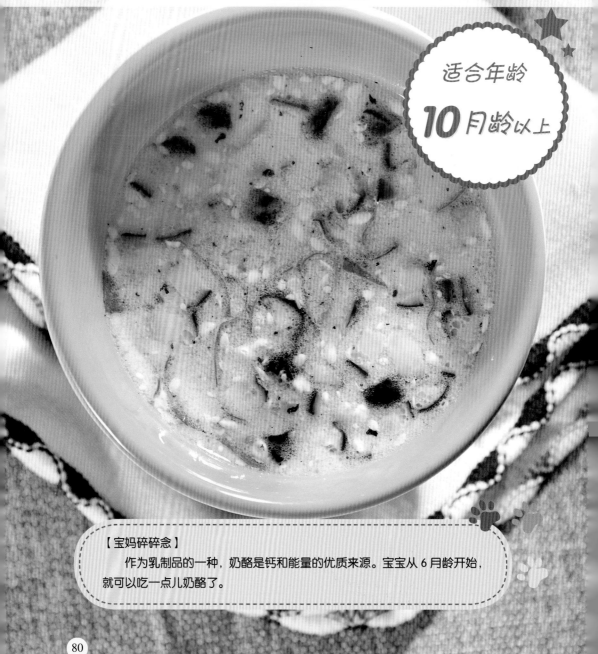

【宝妈碎碎念】
作为乳制品的一种，奶酪是钙和能量的优质来源。宝宝从6月龄开始，就可以吃一点儿奶酪了。

● **做法**

① 将青菜、香菇择洗干净，切成小丁。

② 将鸡蛋磕入蒸盘中，打散。

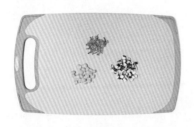 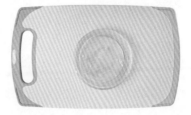

③ 锅中加入适量油烧热，将蔬菜倒入锅中煸炒熟，盛出。

④ 将炒熟的蔬菜丁放入鸡蛋液中混合，搅拌均匀。

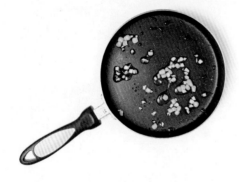 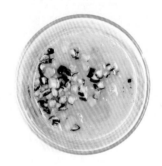

⑤ 加入奶酪碎屑、面粉、白芝麻搅拌均匀。

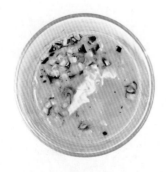 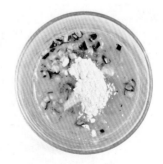

⑥ 放入蒸锅中，大火蒸 15 分钟即可。

给胖宝宝减减重

宝宝肥胖通常都与饮食习惯有关，比如爱吃甜食和油腻的食物、暴饮暴食、常吃零食、不爱吃蔬菜等。肥胖会影响宝宝身体和智力的发育，应该及时控制。与成人相比，宝宝通过采用健康饮食，辅助适量运动，更容易把体重保持在健康范围之内。

肥胖的危害

肥胖的宝宝常有疲劳感，用力时容易气短或腿痛。

严重肥胖的宝宝由于脂肪过度堆积限制了胸扩展和膈肌运动，使肺换气量减少，可能造成缺氧、气急、红细胞增多、心脏扩大，严重的会出现充血性心力衰竭甚至死亡。

肥胖宝宝的饮食调养

1. 根据宝宝的年龄制定节食食谱，在保证宝宝生长发育需要的前提下限制能量摄入，食物要多样化，维生素、矿物质、膳食纤维要充足。

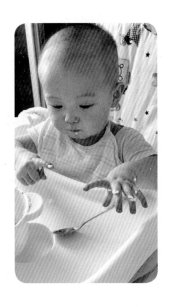

2. 多吃粗粮、蔬菜、豆类等富含膳食纤维的食物，这些食物可以帮助宝宝消化，减少废物在宝宝体内的堆积，预防肥胖。

3. 食物宜采用蒸、煮或凉拌的方式烹调。

4. 在为宝宝制作辅食时，尽量少放盐。

5. 应减少碳水化合物的摄入，少吃糖果、甜点、饼干等甜食；尽量少吃炸薯条等油炸食品；少吃高脂肪食品，特别是肥肉。

冬瓜薏米瘦肉汤

DONGGUA YIMI SHOUROUTANG

冬瓜含有多种维生素、矿物质和氨基酸，不含脂肪，有良好的利水和减肥功效。

● 材料

1 瘦猪肉 300 克
2 冬瓜 500 克
3 薏米 100 克
4 姜 10 克
5 盐 3 克
6 葱花适量

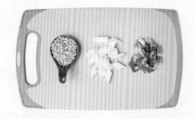

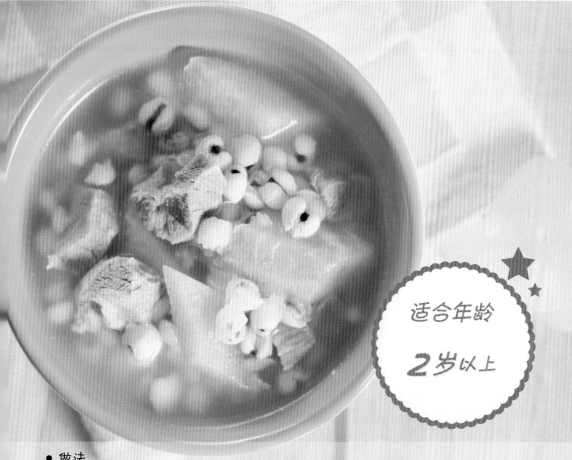

适合年龄

2岁以上

● 做法

1 冬瓜洗净，去皮，切成块；薏米洗净，用清水浸泡 2 个小时；瘦肉洗净，切成小块，放入开水锅汆烫一下，捞出控干；姜去皮，切成小片。

2 锅置火上，放入薏米和瘦猪肉、葱花、姜，再加适量清水煮沸，改小火煮至食材八分熟，放入冬瓜块煮至熟透，最后用盐调味即可。

山楂冬瓜饼 —○
SHANZHA DONGGUABING

山楂可健脾开胃助消化，搭配能利水减肥的冬瓜，特别适合肥胖宝宝食用。

其他食物巧搭配

此款面饼还可以将冬瓜换成南瓜或红薯等富含粗纤维的食物，同样具有减肥促消化的作用。

● 材料

① 山楂 50 克
② 冬瓜 60 克
③ 鸡蛋 1 个
④ 蜂蜜少许
⑤ 面粉 100 克
⑥ 酵母适量

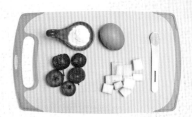

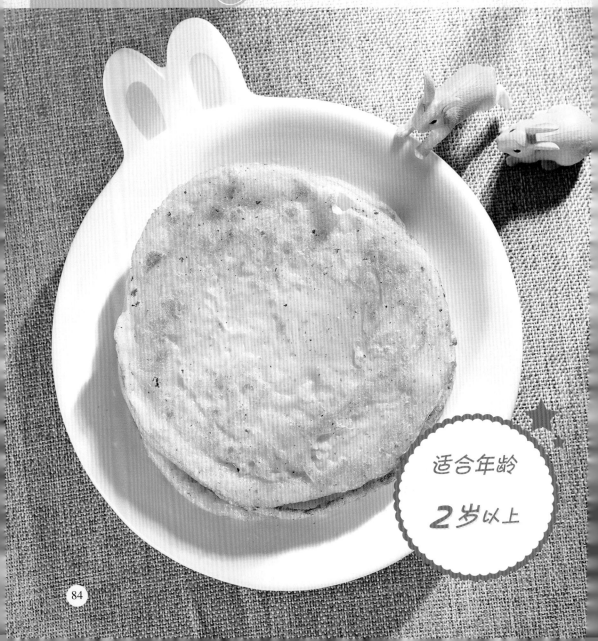

适合年龄

2岁以上

● **做法**

① 山楂洗净，去核；冬瓜洗净，去皮和瓤，切成小块。将二者放入搅拌机打成泥，放入碗中备用。

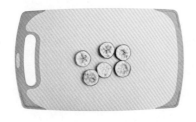 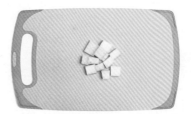

② 碗内倒入适量温水，放入酵母搅开。

③ 鸡蛋磕入盆中，加入蜂蜜、面粉、酵母水搅成浓稠糊状，等待面粉发酵。

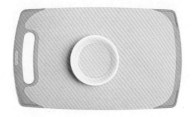 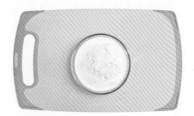

④ 发好的面糊中加入山楂冬瓜泥和匀，制成圆形小面饼。

⑤ 平底锅加适量油烧热，放入圆饼，煎至两面呈金黄色、鼓起即可食用。

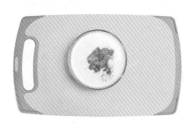 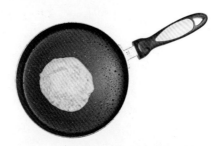

【宝妈碎碎念】

　　挑选冬瓜要根据做法来选：如果是做冬瓜汤，选浅绿皮的，这种冬瓜表皮白霜较多，肉质薄且松软，容易入味，适合煮汤用。如果是炒冬瓜，选深绿皮的，这种冬瓜表皮光滑，肉质厚实，炒着吃不容易出汤。

给上火的宝宝去去火

宝宝上火，这应该是每个妈妈都会遇见的问题。宝宝出生时是"纯阳之体"，体质都是偏热型的，很容易出现阳火旺盛。

找对部位对症"灭火"

1. 眼角有眼屎——肝火

眼角眼屎的出现，说明宝宝有肝火，这时候宝宝可能容易发脾气、脾气急、不听话。

"灭火"对策：可以榨些芹菜汁给宝宝喝或者用芹菜煮粥喝，还可以给宝宝吃一些酸味食物补肝阴，平衡阴阳，例如葡萄、火龙果、梨等，同时要注意作息时间，不能太晚睡觉。

2. 舌头发红——心火

如果宝宝舌头、舌边发红，说明有心火。这时候宝宝通常白天很爱口渴，晚上睡觉不安稳，往往很难睡好觉。

"灭火"对策：去心火的食物很多，比如夏天的鲜莲子，可以直接给宝宝吃。另外，茭白和茄子也可以降心火，最好是素炒、清蒸，不可过于油腻。

3. 嘴角泛白——脾火

宝宝有时嘴角会有些泛白，这是口内干燥引起的，说明宝宝有脾火。

"灭火"对策：应让宝宝多吃一些清淡易消化的食物，还可以买一些杨桃、枇杷、苦瓜等给宝宝吃。如果宝宝口舌生疮、舌苔发黄，需及时就医。

4. 肛门颜色变深——体火

正常宝宝的肛门应该是粉红色的，但当宝宝上火时，肛门的颜色就会呈红色。如果颜色很深的话，妈妈可要注意了，这说明宝宝体内的火很大。

"灭火"对策：及时调整宝宝的饮食，给宝宝吃些去火的蔬菜和水果，比如西红柿、甘蔗，或是喝点淡竹叶水、淡藤茶等。另外，还可以用梨丝、白萝卜丝、藕丝滴上蜂蜜，沁出汁来给宝宝服用，十分有效。注意不要让宝宝吃得过饱，特别是不要吃热量高的食物。

5. 大便变硬——胃火

如果宝宝大便时表情痛苦且拉出的便便很硬，不是软黄便，同时还伴有口臭，说明宝宝有胃火。

"灭火"对策：尽量给宝宝清理一下肠胃，让他少吃食物，尤其是不易消化且油腻的食物。饮食宜清淡、易于消化，可以喝点小米粥、绿豆百合粥等。

6. 手心干热——虚火

如果宝宝手心凉凉的、潮潮的，则是正常的；如果手心是干热干热的，晚上身体还容易出汗，说明宝宝有虚火。这样的宝宝体质较弱，不能吃寒性较大的食物。

"灭火"对策：可以给宝宝捏捏脊，搓搓脚心，适当做些小儿推拿。如果情况严重，还是要及时咨询医生。

 呵护健康小贴士

在添加辅食的时候，多给宝宝吃些能清火的蔬菜，可以起到预防上火和便秘的作用。同时，也要少给宝宝吃有刺激性或者是辛辣的食物，荤素搭配要合理，巧克力和油炸食品等高热量的食物尽量少给宝宝食用。

美味西瓜汁
MEIWEI XIGUAZHI

适量吃西瓜有滋阴、清火的作用。

● **材料**

西瓜半个

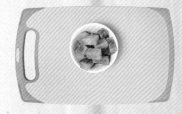

● **做法**

① 将西瓜洗净，去皮和子，切成小块。

② 将西瓜块放入料理机中打成汁，倒入杯中即可饮用。

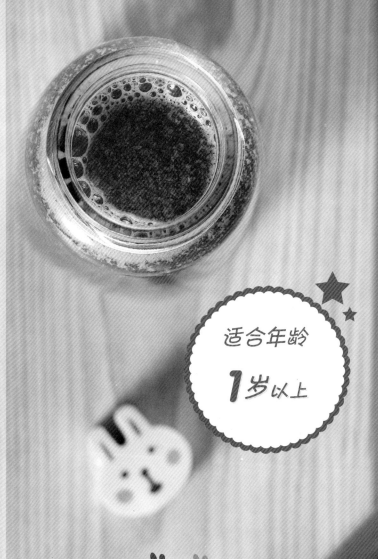

适合年龄

1岁以上

【宝妈碎碎念】

红色食物养心，西瓜汁是红色的，很适合夏天饮用。但因为西瓜汁含糖较多，且性寒凉，所以不建议频繁饮用。

其他食物巧搭配

西瓜可以换成火龙果、苹果、梨子等有清热去火功效的水果。

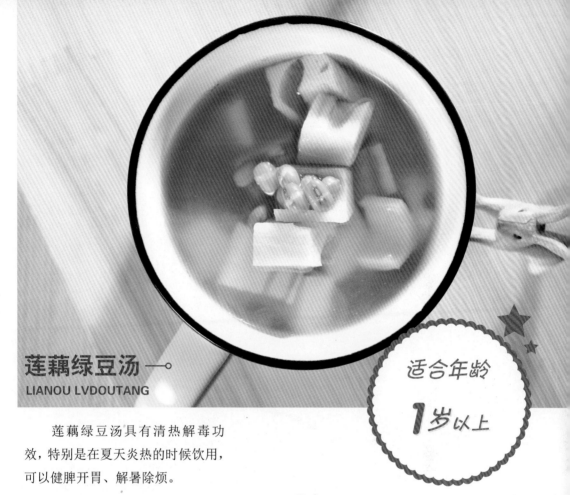

莲藕绿豆汤 一。
LIANOU LVDOUTANG

莲藕绿豆汤具有清热解毒功效，特别是在夏天炎热的时候饮用，可以健脾开胃、解暑除烦。

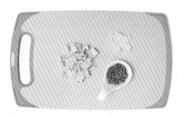

● **材料**

① 莲藕 150 克

② 绿豆 30 克

③ 冰糖适量

● **做法**

① 将莲藕洗净后去皮、切块，放热水锅中汆烫后备用；绿豆淘洗干净，提前浸泡 2～3 小时备用。

② 将绿豆、莲藕倒入砂锅中，加适量清水，大火煮开，转文火煮至绿豆开花，根据口味调入冰糖即可。

其他食物巧搭配

煮绿豆的时候，最好加些红豆、红枣一起煮，可以补气养血。

【宝妈碎碎念】

1. 绿豆经过提前浸泡更易煮熟。

2. 藕块经过汆烫，可减少煮汤过程中淀粉析出，使汤水更清澈。

自制秋梨膏 —○
ZIZHI QIULIGAO

秋梨膏可清热去火，改善上火引起的咳嗽。

● **材料**

1 雪花梨 1000 克
2 红枣 20 克
3 冰糖 25 克
4 姜片 15 克
5 蜂蜜 150 克

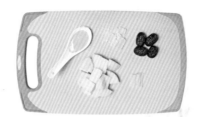

适合年龄

2岁以上

【宝妈碎碎念】

秋梨膏性凉，脾胃虚寒、手脚发凉、大便溏泄的宝宝最好少吃或不吃，以免虚寒症状加重。

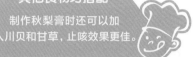

其他食物巧搭配

制作秋梨膏时还可以加入川贝和甘草，止咳效果更佳。

● **做法**

① 将梨洗净后去皮、核。

② 用磨蓉器将梨肉磨成细腻的梨肉蓉，将梨肉蓉放到不锈钢网筛中，左右摇动尽量挤出全部梨汁。

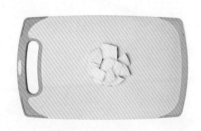
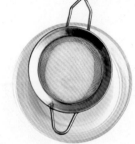

③ 将冰糖敲成碎块，姜切片备用。

④ 红枣去核后切片。

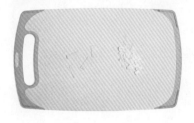
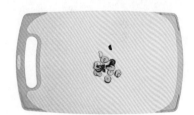

⑤ 将梨汁倒入锅中，加入枣片、姜片、冰糖。

⑥ 中火煮开后，转小火慢慢熬煮至黏稠即可关火。

⑦ 待其自然晾至温度接近体温时用滤网滤出梨汁，加入蜂蜜调匀。

⑧ 装入用开水消过毒的瓶中，放入冰箱冷藏室储存，饮用时用温开水调和即可。

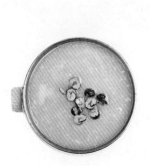
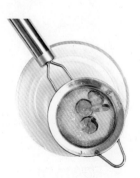
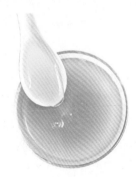

圣女果丝瓜豆腐汤

SHENGNVGUO SIGUA DOUFUTANG

● 材料

1. 丝瓜 150 克
2. 豆腐 100 克
3. 圣女果适量
4. 葱适量
5. 色拉油少许
6. 盐少许
7. 芝麻油少许
8. 高汤适量

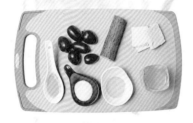

● 做法

1. 丝瓜洗净，削掉外皮，切成小滚刀块；豆腐切成小块；圣女果洗净后去蒂，对半切开；葱洗净，切碎。
2. 锅中放色拉油烧热，放葱花炒香，倒入高汤，接着放入豆腐块，中火煮沸后继续煮 5 分钟。
3. 放入丝瓜块煮至变软、颜色通透，加盐调味，然后放入圣女果再煮 1 分钟，淋入芝麻油即可。

体内肝火较旺、体质像"小太阳"的宝宝，即便是冬天，也很容易上火。针对这种情况，给大家推荐这道圣女果丝瓜豆腐汤。

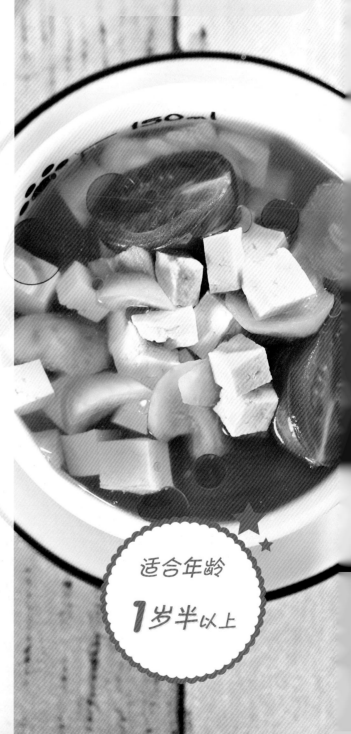

适合年龄

1岁半以上

我要长高高

宝宝的身体成长期一环扣一环，是一个连续的动态过程，前一阶段是后一阶段的基础。储备期钙摄入不足的宝宝，如果膳食不当、营养不良，就会影响发育期的身高增长；发育期的宝宝若不能摄入足量钙，势必会影响长高的最后冲刺。因此，在宝宝成长的各阶段，需要做到以下几点：

❶ 运动

经常进行室外运动，能促进全身血液循环，保障骨骼、肌肉和脑细胞得到充足的营养，促使骨骼变粗、骨密度增厚、抗压抗折能力增强。运动能促进生长激素的分泌，使骨骼、肌肉、大脑发育得更好。所以，应带宝宝多在室外玩，跑、跳、踢球都有助于骨骼发育。

❷ 睡眠

促进人体长高的激素——生长激素在睡眠状态下的分泌量是清醒状态下的 3 倍左右，生长激素分泌的高峰期在晚上 10 点～凌晨 2 点之间，入睡后 35 ～ 45 分钟分泌量开始增加，所以最好在晚上 9 ～ 10 点上床睡觉，每晚保证宝宝有 9 小时以上的高质量睡眠时间——高质量是指宝宝的睡眠质量要好，深睡眠时间要足够长。另外，睡眠时肌肉放松，也有利于关节和骨骼伸展。

❸ 营养

人体的生长，依赖于入口食物的质量和数量，想让宝宝长得高，各种营养素就都要均衡。每天保证吃入食品的样数在 25 ～ 30 种，比一天只吃三五样东西获取的营养要丰富得多。

钙 质

长高必然需要充足的钙来供应骨骼发育，同时充足的维生素 D 能促进钙吸收，所以要想让宝宝长高，钙和维生素 D 缺一不可。

微量元素

微量元素虽然需要量极少，但作用不小，尤其是锌元素，缺锌的宝宝中 80% 发育迟缓，这是由于缺锌造成宝宝厌食，影响了其生长发育。锌的摄入量应为每天 15 毫克。

蛋白质

蛋白质是生命的基础，成骨细胞的增殖以及肌肉和脏器的发育，都离不开蛋白质。人体生长发育越快，则越需要补充蛋白质。

黑芝麻核桃粥——○

HEIZHIMA HETAOZHOU

核桃含有丰富的蛋白质、脂肪、矿物质和维生素。核桃和黑芝麻一起吃，可以促进宝宝的大脑发育，对促进头发生长也有一定的功效。

● 材料

1. 大米 30 克
2. 糯米 30 克
3. 核桃仁 30 克
4. 黑芝麻 30 克
5. 冰糖适量

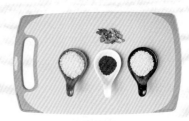

适合年龄
11月龄以上

● 做法

1. 大米和糯米用清水浸泡 10 分钟。
2. 锅中加水烧开，放入大米和糯米，大火煮开，加盖小火炖煮。
3. 核桃仁和黑芝麻分别炒香，然后捣碎。
4. 米粥煮至黏稠，加入冰糖，煮至冰糖化开。
5. 放入黑芝麻和核桃碎，搅拌均匀，煮 2 分钟后关火即可。

豌豆蛋花汤——○
WANDOU DANHUATANG

　　清淡鲜香有营养的豌豆蛋花汤，只需 10 分钟就能做好，健康少油，充分打开你的味蕾。

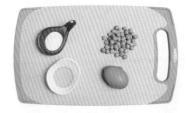

● **材料**

① 鲜豌豆 50 克
② 鸡蛋 1 个
③ 盐少许
④ 香油少许

● **做法**

① 锅内倒入温水，烧开后加入盐和豌豆煮开。
② 鸡蛋磕入碗中，打散。
③ 待豌豆煮熟后倒入打散的蛋液煮熟，滴入香油即可。

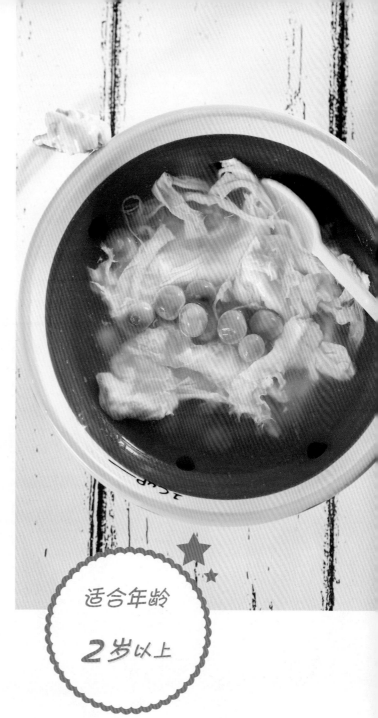

适合年龄

2 岁以上

【宝妈碎碎念】
　　豌豆中富含蛋白质和纤维素，同时含有较多的铜元素，可以促进骨骼以及大脑的发育，为人体补充营养。

鱼泥烩烂面—○
YUNI HUILANMIAN

鱼肉不仅可以让宝宝长高，还有利于他们的大脑发育，让他们变得更聪明。烩面能补充宝宝生长发育所需要的能量和营养素。

● **材料**

① 去骨鱼肉 20 克

② 鸡汤 1 碗

③ 西红柿半个

④ 龙须面 25 克

⑤ 盐、植物油各少许

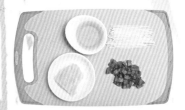

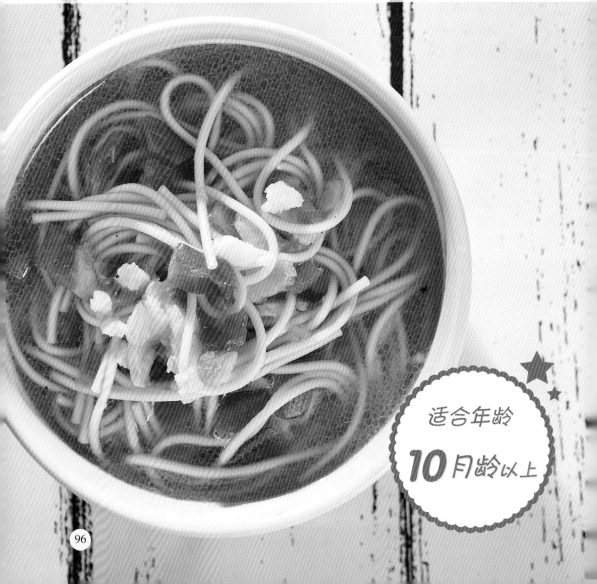

适合年龄

10 月龄以上

● 做法

① 将西红柿去皮，切小块；鱼肉加盐捣烂。

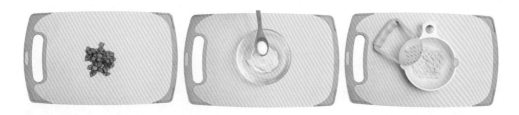

② 锅中放植物油烧热，放入西红柿翻炒，然后倒入鸡汤。

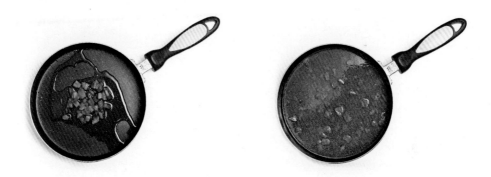

③ 待汤沸腾后下入面条，再沸后调小火，下入鱼泥，慢火熬至能闻到鲜香味道时关火即可。

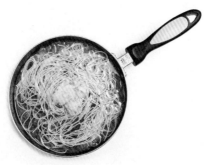

【宝妈碎碎念】
　　如果准备添加的鱼类是宝宝第一次食用，记得要先少量尝试以确认不会引起过敏。

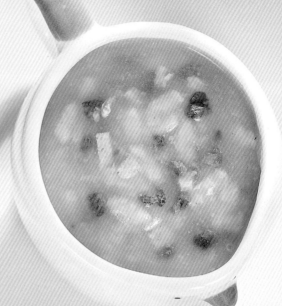

鸡肝蛋皮粥
JIGAN DANPIZHOU

　　鸡肝含有大量的蛋白质、钙、维生素A等，鸡蛋则含有丰富的蛋白质、钙等，二者均对宝宝的骨骼发育有很大的帮助。

适合年龄

8月龄以上

● **材料**

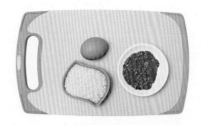

1 鸡肝 30 克

2 鸡蛋 1 个

3 大米 50 克

4 盐少许

● **做法**

1 大米淘洗净，放入锅里，加水煮至开花。

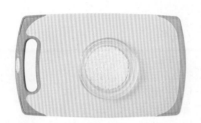

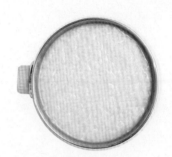

2 将鸡肝洗净，剁碎。起油锅烧热，放入鸡肝炒熟。

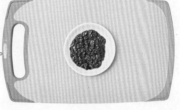

3 将鸡蛋煎成蛋皮，切碎，然后与鸡肝一起放入粥内，煮至粥稠，加盐调味即可。

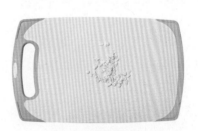

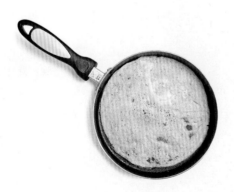

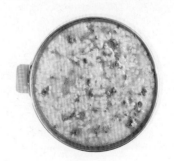

燕麦虾仁冬瓜粥

YANMAI XIAREN DONGGUAZHOU

宝宝的活动量越来越大，所需的能量也越来越多，而燕麦易让人产生饱腹感，且能量持久，能让宝宝体力更加充沛。另外燕麦中的钙含量很丰富，能促进宝宝骨骼的生长发育。

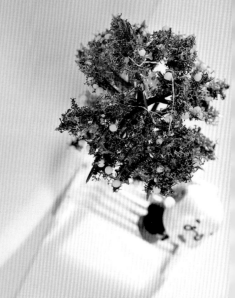

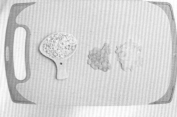

● **材料**

① 虾仁 50 克
② 冬瓜 50 克
③ 燕麦 50 克

适合年龄
1 岁以上

① 将虾仁切成丁。

② 将冬瓜洗净，去皮、瓤，切成丁。

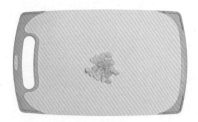 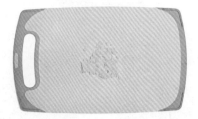

③ 在锅中加入适量水，将虾仁、冬瓜和淘洗净的燕麦一并放入锅中熬熟即可。

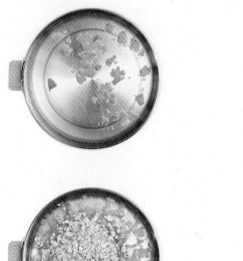 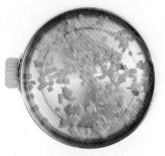

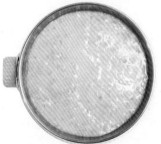

【宝妈碎碎念】
　　宝宝的饭食要粗细搭配才更健康。粗粮可以开发宝宝的味觉，为其形成健康的饮食习惯打下基础。燕麦就是很适合婴幼儿食用的一种粗粮。

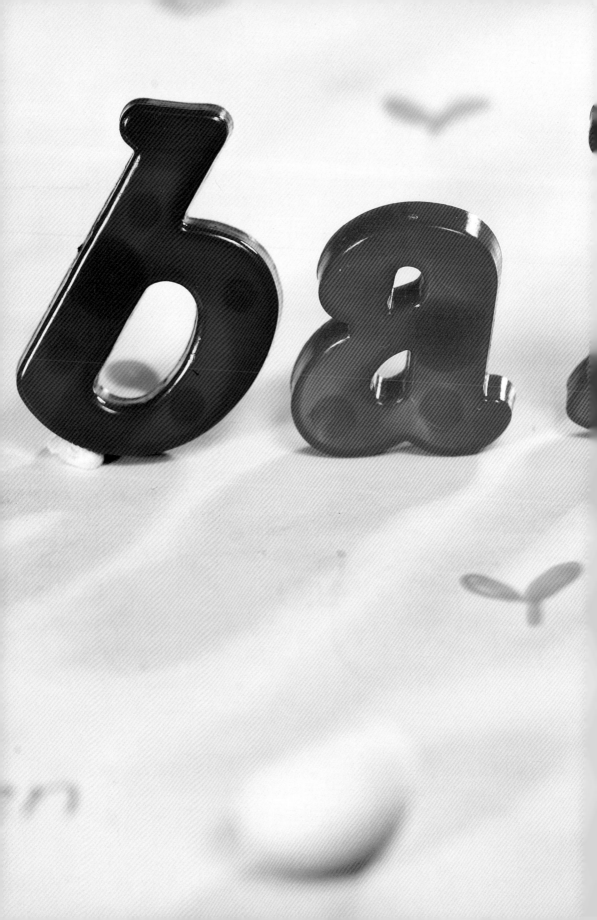

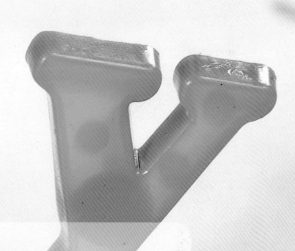

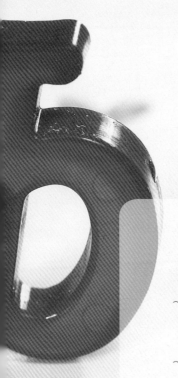

第五章

上医治未病　吃对补缺不生病

宝宝缺铁巧应对

铁元素对宝宝成长的重要性

铁对宝宝的生长发育极为重要。铁参与血红蛋白的合成，血红蛋白在人体内负责氧气的运输和储存，就是它让我们的血液呈现红色。

如果宝宝缺铁，血红蛋白就不能运送足够的氧气到身体的器官和肌肉，不仅会引起精神不振、烦躁不安、食欲减退等症状，严重的还会导致缺铁性贫血，影响大脑发育，对认知发育造成损害。

可怕的是，即使宝宝缺铁还不到缺铁性贫血的程度，也可能会对神经系统发育造成不可逆的影响。稍大些的宝宝缺铁时还会出现注意力不集中、理解力降低、反应变慢等，影响其正常学习。

补铁有讲究

据《中国居民膳食营养素参考摄入量（2013）》提供的数据，不同年龄段宝宝每日所需铁量不同，参考如下：

0～0.5岁	每日需铁量 0.3 毫克，主要来源为母乳、配方奶。
0.5～1岁	每日需铁量 10 毫克，主要来源为母乳、配方奶、肉类、鱼类、动物肝脏。
1～4岁	每日需铁量 9 毫克，可耐受最大摄入量为 25 毫克，主要来源为母乳、配方奶、肉类、鱼类、动物肝脏。
4～7岁	每日需铁量 10 毫克，可耐受最大摄入量为 30 毫克，主要来源为配方奶、肉类、鱼类、动物肝脏。
7岁以上	每日需铁量 13 毫克，可耐受最大摄入量为 35 毫克，主要来源为肉类、鱼类、动物肝脏。

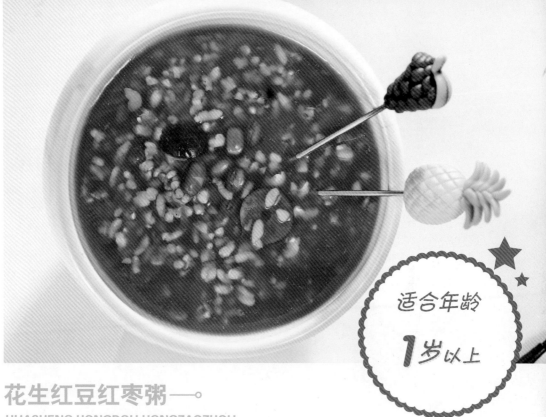

适合年龄
1岁以上

花生红豆红枣粥

HUASHENG HONGDOU HONGZAOZHOU

　　红豆含蛋白质、B族维生素、钾、铁、磷等；红枣富含维生素C，可健脾、改善胃肠功能；花生富含不饱和脂肪酸，花生红衣可养血补血。三者结合，功效更佳。

● **材料**

① 花生仁 30 克
② 红枣 30 克
③ 红豆 30 克
④ 粳米适量
⑤ 冰糖少许

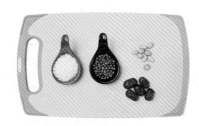

● **做法**

① 红豆、花生仁、粳米洗净，倒入锅中，加入1500毫升冷水浸泡至少半小时。

② 红枣洗净，除去枣核。

③ 锅置火上，旺火煮沸后加入红枣，再改用小火慢熬至粥成，以冰糖调味即可。

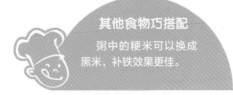

其他食物巧搭配
粥中的粳米可以换成黑米，补铁效果更佳。

红枣猪肝羹——○

HONGZAO ZHUGANGENG

红枣甜香、西红柿酸甜，与肝泥混合可以去腥味。猪肝含有丰富的维生素 A 和铁，每 100 克猪肝含铁达 22.6 毫克。红枣和西红柿中丰富的维生素 C，能促使猪肝中的铁元素更好地被宝宝吸收与利用。

● 材料

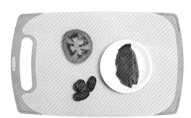

1 猪肝 50 克

2 红枣 5 个

3 西红柿 1 个

4 盐少许

5 植物油少许

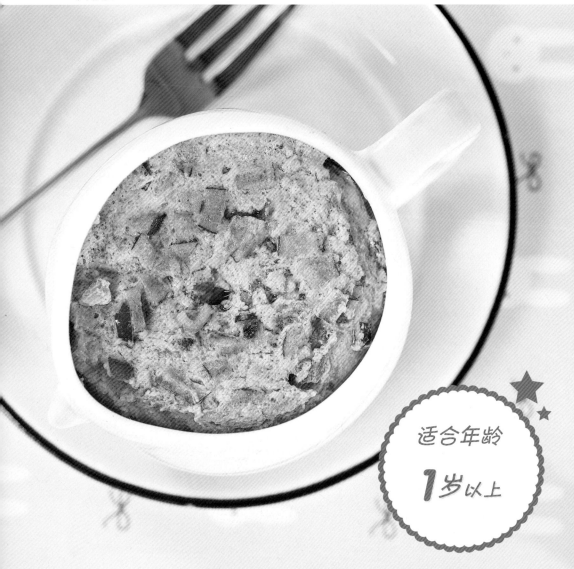

适合年龄

1岁以上

● **做法**

① 红枣用清水浸泡 1 小时后剥皮、去核，将枣肉剁碎备用。

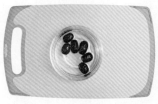 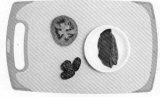 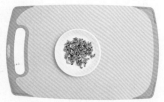

② 西红柿用开水烫一下后剥皮，剁成泥备用。

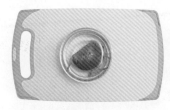 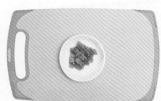

③ 猪肝洗净，去筋，用搅拌机打碎或用刀剁成泥。

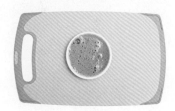

④ 将加工好的红枣、西红柿泥、猪肝泥混合搅拌均匀，加油、盐和适量水搅匀，上锅蒸熟即可。

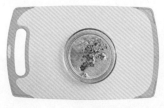 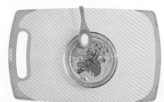

【宝妈碎碎念】
　　买回来的猪肝需要用流水将表面冲洗干净，然后放入加了少许白醋的水中浸泡，约 30 分钟后取出，再用清水反复冲洗，以去除残存于猪肝内的毒素。

猪血豆腐青菜汤
ZHUXUE DOUFU QINGCAITANG

这款汤菜营养价值较高，其中的猪血含铁量较高且易吸收；豆腐含有丰富的大豆卵磷脂，有益于宝宝大脑和神经的发育；虾皮可帮助补钙。

适合年龄
1岁以上

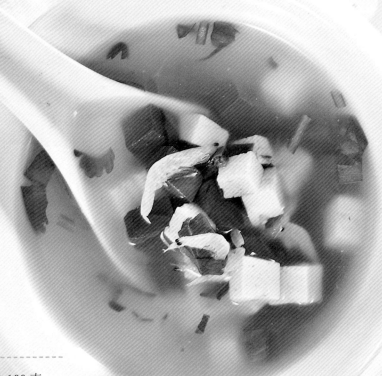

● **材料**

1. 猪血 100 克
2. 豆腐 50 克
3. 青菜叶 50 克
4. 虾皮适量
5. 香菜末少许
6. 盐少许

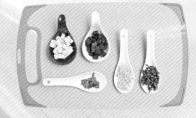

● **做法**

① 猪血与豆腐洗净，切成相同大小的块备用。

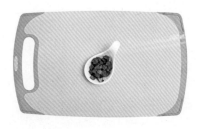 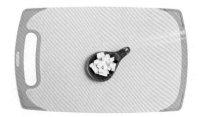

② 青菜叶洗净、切碎，虾皮泡水备用。

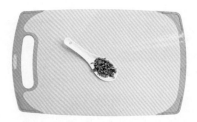 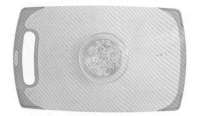

③ 锅中加水烧开，先放入虾皮、盐，再放入豆腐块、猪血块和青菜叶碎，轻轻搅拌，大约煮 3 分钟，最后加入香菜末即可。

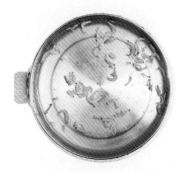 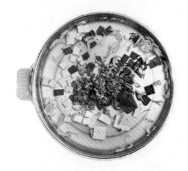

【宝妈碎碎念】
　　真猪血一般呈暗红色，假的猪血则由于添加了色素，颜色十分鲜艳。切开猪血后，真猪血切面粗糙，有不规则小孔；假猪血的切面光滑平整，看不到气孔。

宝宝缺锌巧应对

锌对宝宝成长的重要性

锌是人体内 100 多种酶的重要组成部分，是多种酶的催化剂，在宝宝生长发育过程中，是不可缺少的。统计资料显示，中国有 60% 处于生长发育期的宝宝都处于缺锌状态。宝宝一旦缺锌，问题就会一一出现，但是因为有些问题短期内表现得不明显，很容易被家长忽视。而宝宝一旦长期处于缺锌状态，会严重影响其正常的生长发育。

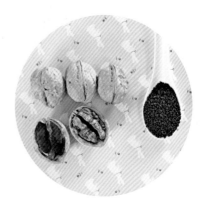

宝宝缺锌的表现

1. 不喜欢吃饭，喜欢吃一些奇怪的东西，比如泥土、墙皮等。
2. 食欲差、挑食甚至厌食，味觉减退。
3. 生长缓慢，身材矮小，消瘦，下肢水肿，头发稀黄。
4. 免疫功能降低，容易患呼吸道感染、腹泻、感冒等疾病。
5. 皮肤炎症多发，嘴角口腔溃疡常发，总是治不好。

宝宝补锌有讲究

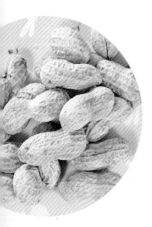

1. 母乳喂养补锌。母乳中含有较多的锌，且吸收率高，可达 62%，尤其是初乳含锌量更高，可以有效为刚出生的婴儿补锌。

2. 按时添加辅食。宝宝应从 4 月龄起开始添加容易吸收的富锌辅食，如蛋黄，待再长大些可加瘦肉末、鱼泥、动物肝、牡蛎、花生粉、核桃粉等。还可给宝宝吃强化锌的食物，如强化锌的米粉。

3. 多汗的宝宝容易丢失锌，因此必须增加一些富含锌的食物，例如牡蛎、猪肝、鸡肝、花生、鱼、鸡蛋、牛肉、黑芝麻等。一般人到了夏季出汗都多，也应多多补锌。

4. 补充锌制剂。应选择容易被宝宝吸收，并且刺激少、无副作用的补锌制剂。

猪肝泥—○
ZHUGAN NI

猪肝富含锌且易被吸收，可将猪肝泥加入白粥或米饭中搭配食用。一周最多吃一次即可。

● 材料

新鲜猪肝 1 小块

● 做法

① 将猪肝剔去筋膜，切成片状，用清水浸泡 2 小时以上，中途换几次水。

② 将处理好的猪肝装盘，放入蒸锅内，大火蒸 10 分钟左右。

③ 取出蒸熟的猪肝放入料理机内，加少许热水，搅打成泥状即可。

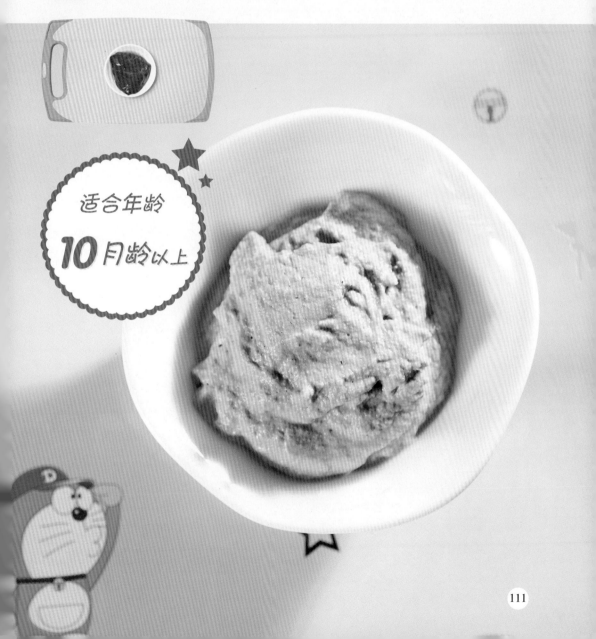

适合年龄
10 月龄以上

111

鲜贝瘦肉粥

XIANBEI SHOUROUZHOU

贝类食物如扇贝、牡蛎等是宝宝补锌的首选，可以促进儿童生长发育，建议每周给宝宝吃1～2次。

● **材料**

1 大米 30 克
2 瘦肉 20 克
3 鲜贝肉 50 克
4 油菜少许
5 胡萝卜少许

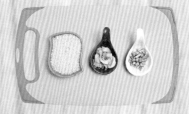

适合年龄

1岁以上

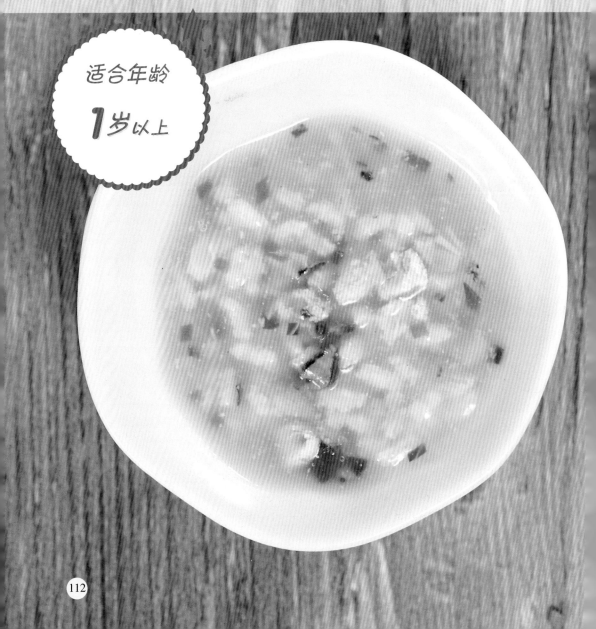

● **做法**

① 大米淘洗干净。

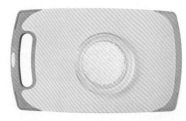

② 瘦肉洗净切丁，胡萝卜洗净切碎，油菜洗净切碎。

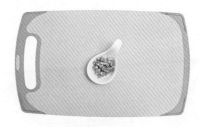 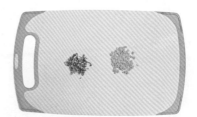

③ 鲜贝肉用盐水洗净，将其放水里煮一下后切丁。

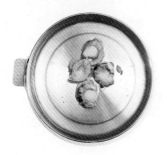 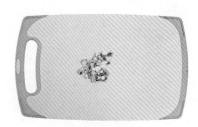

④ 大米放锅中加水煮开，将鲜贝肉丁、瘦肉丁放入锅中继续熬煮，等到粥将熟时放入胡萝卜碎、油菜碎稍煮即可。

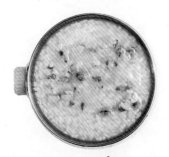

【宝妈碎碎念】
　　加入胡萝卜碎、油菜碎目的是让粥品外观更漂亮，激发宝宝的食欲，也可将胡萝卜换成其他颜色好看的食材，如油麦菜、南瓜等。
　　鲜贝肉很容易腐烂，不建议保存太长时间。如果不得以要保存，可以冷冻，不要冷藏。

金针菇豆腐煮鲫鱼

JINZHENGU DOUFU ZHUJIYU

金针菇中含有的人体必需氨基酸成分比较全，其中赖氨酸和精氨酸含量尤其丰富，且含锌量比较高，对儿童的身高和智力发育有良好的促进作用，被称为"增智菇"。

● 材料

1. 金针菇 200 克
2. 豆腐 100 克
3. 鲫鱼 1 条
4. 蒜（去皮拍碎）15 克
5. 姜片 20 克
6. 葱花 10 克
7. 米酒少许
8. 盐、鸡汤、胡椒粉各适量

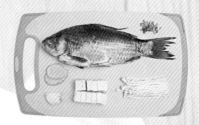

适合年龄

2岁半以上

● 做法

① 金针菇洗净备用。

② 豆腐切小块备用。

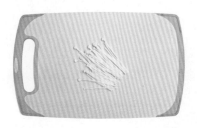 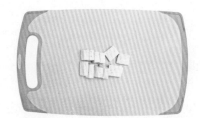

③ 将鲫鱼去内脏，洗净，用干布吸干表面
水备用。

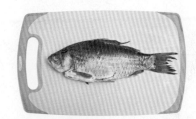

④ 热锅下油，爆香蒜和姜片，放入鲫鱼将
两面煎至呈金黄色，倒入米酒，加入鸡
汤和金针菇、豆腐，中火煮 15 分钟，
加盐、胡椒粉调味后撒入葱花即成。

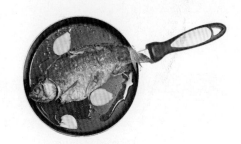

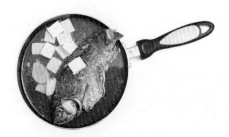 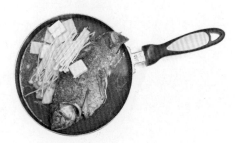

【宝妈碎碎念】
　　姜、蒜均含有挥发性有机物，可起到去腥的作用。在做鱼时，最好先稍
煮一会儿，等到鱼肉中的蛋白质凝固了，再放点姜，即可达到去腥的目的。

宝宝缺钙巧应对

钙是组成人体骨骼、牙齿必不可少的矿物质。缺钙会引起骨骼和牙齿矿物质沉积不足。轻则会影响骨骼、牙齿的发育和质量，重则会导致骨骼畸形。并且钙还参与血管、肌肉运动，以及神经传导、激素分泌等很多非常重要的人体机能。可以说钙是人体必不可缺的矿物质。

宝宝缺钙的表现

1. 轻度表现：烦躁，好哭，睡眠不好，易醒，易惊跳，多汗，长牙滞后等。

2. 中度表现：肌张力低下，运动机能发育落后，表情有时候淡漠，语言发展缓慢，免疫力低下。

3. 重度表现：佝偻病，骨骼畸形（常见的有方颅、肋骨外翻、鸡胸、漏斗胸、O 型腿、X 型腿等）。

宝宝在快速生长的阶段，对钙的需求量是很大的，家长们要注意给宝宝适当进行补钙，以免出现以上不良状况。

不同阶段宝宝补钙有讲究

6 月龄以下	母乳（或配方奶）是宝宝唯一的营养来源，保证了充足的奶量，钙摄入量就有保障了。
7 ~ 12 月龄	开始添加辅食，每天保证 600 毫升～ 800 毫升母乳或配方奶，一般可以满足钙的需要量。同时，给宝宝提供一些高钙辅食也不错的。
1 ~ 3 岁	每天给宝宝喝 500 毫升牛奶，适量增加含钙丰富的食材，比如油菜等深色蔬菜、豆腐以及豆制品、鱼虾等，一般可以满足宝宝对钙的需求。酸奶、奶酪等也是很好的选择。

补钙的最佳时机

晚餐后服用钙剂是人体补钙的最佳时间。这是因为按正常的激素分泌调节作用，人体在凌晨血钙浓度最低，这时钙剂的吸收率最高，利用率最好。

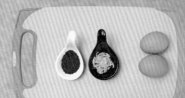

虾皮蒸蛋
XIAPI ZHENGDAN

滑嫩的蛋羹会给宝宝带来不一样的体验，适合给不爱吃蛋的宝宝尝试。黑芝麻含钙量高，适合与鸡蛋一起食用。

● 材料

1　鸡蛋1个
2　虾皮适量
3　熟黑芝麻2克

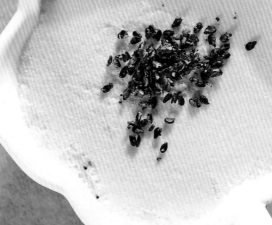

● 适合年龄
7月龄以上

其他食物巧搭配
蒸鸡蛋羹用的虾皮可以换成新鲜的虾。

● 做法

1　虾皮提前浸泡2小时，洗净，切碎。
2　鸡蛋磕开取蛋黄，加适量温开水搅匀，放入虾皮后隔水小火蒸熟。
3　熟黑芝麻用搅拌机打成粉，撒在蒸好的蛋羹上即可。

【宝妈碎碎念】
　　鸡蛋的营养全面、丰富，但蛋清不适合1岁以内的宝宝，所以本阶段的宝宝只取蛋黄食用。

117

肉松豆腐羹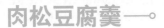

ROUSONG DOUFUGENG

　　豆腐含钙非常丰富，北豆腐的钙含量比牛奶还多。在吃豆腐时搭配维生素 D 含量丰富的食物，能更好地促进钙的吸收。

● **材料**

1 豆腐 60 克
2 小白菜叶 10 克
3 肉松 5 克
4 葱姜水少许

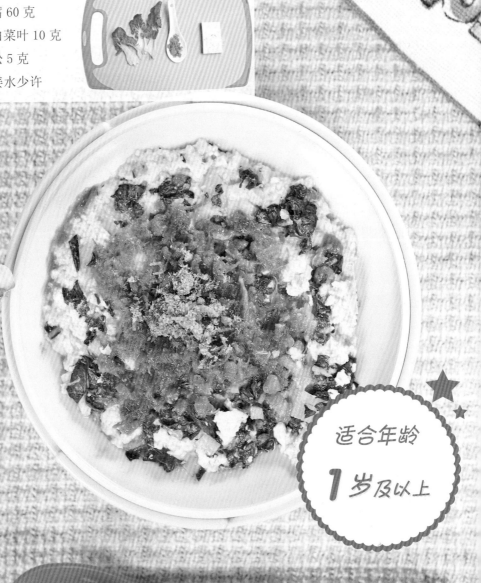

适合年龄

1 岁及以上

● 做法

① 豆腐过沸水煮一下后放入碗内，用汤勺碾碎。

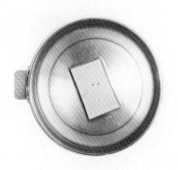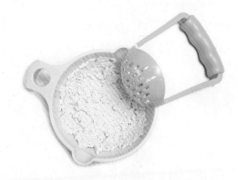

② 小白菜叶洗净，用开水烫一下，切碎后放入碾碎的豆腐中，加入葱姜水搅拌均匀。

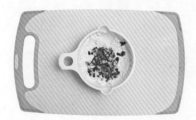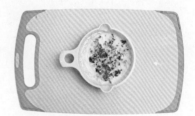

③ 将豆腐泥用勺微微压实，切成末的肉松撒一层在豆腐泥表面，然后放入蒸锅内蒸 10 分钟即可。

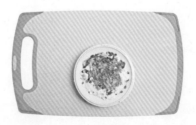

【宝妈碎碎念】

　　豆腐虽好，过量食用也会危害健康。豆腐吃多了不容易消化，所以脾胃不好的宝宝要少吃。

海带排骨汤—

HAIDAI PAIGUTANG

海带和排骨都是宝宝补钙的理想食材，海带还有养胃利水、解热的功效。

● **材料**

① 排骨 100 克
② 海带 30 克
③ 盐适量
④ 料酒 1 勺
⑤ 姜 3 片

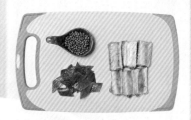

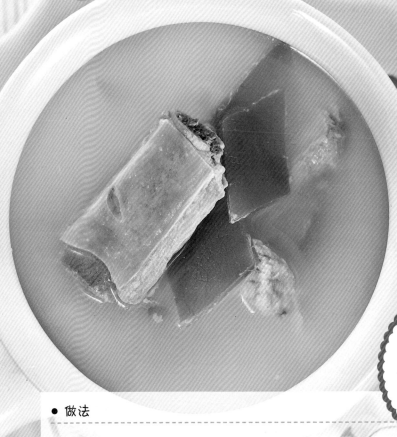

适合年龄

2岁以上

● **做法**

① 将海带泡发，清洗干净。将排骨洗净。

② 锅中倒入适量的清水，将排骨、姜片放入锅中，倒入料酒，大火烧开后撇去浮沫，转小火煮 5 分钟，然后将排骨捞出备用。

③ 将姜片放入电炖锅中，再倒入 1500 毫升左右的水，电炖锅选择"排骨汤"功能，盖好盖子开始炖煮，炖一个半小时左右时将海带放入锅中，盖好盖儿接着炖。

④ 电炖锅煲汤程序结束后根据口味放盐调味即可。

宝宝缺碘巧应对

　　碘是人体必需的重要微量元素，如果人体内缺少碘元素，就会出现各种各样的疾病。假如平时宝宝醒来时，手脚很少有动作或动作甚为缓慢，甚至过了几个月也不会抬头、翻身、爬坐等，千万不要把这些都看成是宝宝"省心""不淘气""不缠人"，而应高度重视宝宝是否有缺碘及甲状腺功能低下的可能，及早到医院检查确诊。

宝宝缺碘，食补是最佳方式

　　根据世界卫生组织的推荐，儿童每日的碘摄入量应为 90 ～ 120 微克。这些碘大部分都可以从食物、水中获取，我们常吃的蛋类、奶类，以及海带、海藻、紫菜、蛤蜊、海参等海产类是碘的理想来源。

母乳喂养的宝宝一般不缺碘

　　哺乳期的妈妈只要每日摄入 200 微克的碘元素，就能保证母婴两人的需求，从而有效预防缺碘给人体带来的伤害。

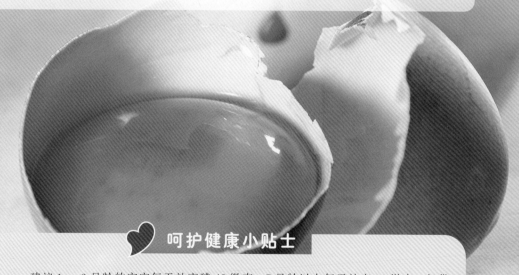

❤ 呵护健康小贴士

　　建议 1 ～ 6 月龄的宝宝每天补充碘 40 微克，7 月龄以上每天补充 50 微克。仅供参考，宝妈们可视具体情况而定。

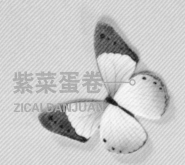

紫菜蛋卷

ZICAI DANJUAN

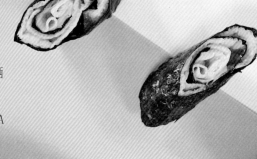

　　鸡蛋中含有优质蛋白质、卵磷脂、钙、硒等，营养成分较为全面均衡，易于消化吸收。紫菜含有丰富的多种维生素、胆碱、碘、EPA和DHA等，是宝宝理想的健脑食物。

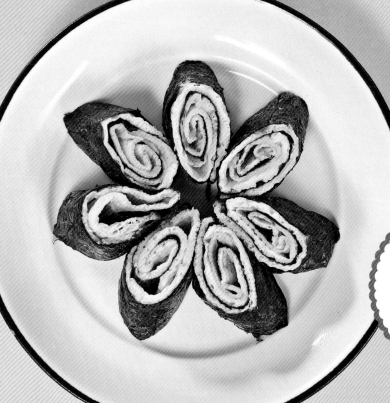

适合年龄

1岁以上

● 材料

① 寿司紫菜（或海苔）1张

② 鸡蛋 2个

③ 核桃油适量

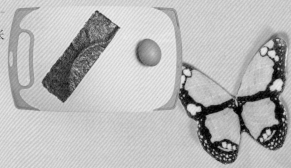

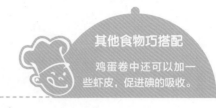
● 做法

① 将鸡蛋打散。

② 炒锅用中火烧热，倒入少许核桃油，倒入蛋液，煎成蛋皮。

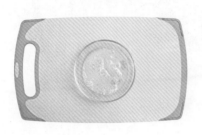
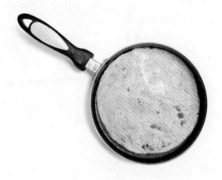

③ 寿司帘上铺一层保鲜膜，放上紫菜，把煎好的蛋皮放在紫菜上。

④ 将紫菜和蛋皮卷成卷，切段即可。

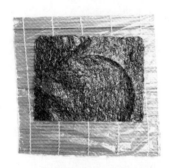
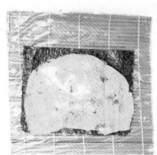
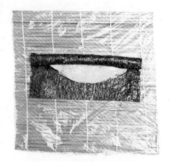

【宝妈碎碎念】
　　做东西给宝宝吃，要尽量少放调料，食物的原味更适合宝宝。紫菜本身有咸鲜味，不放调料就很好吃。这个好看的紫菜蛋卷能让宝宝从吃食物中发现快乐。

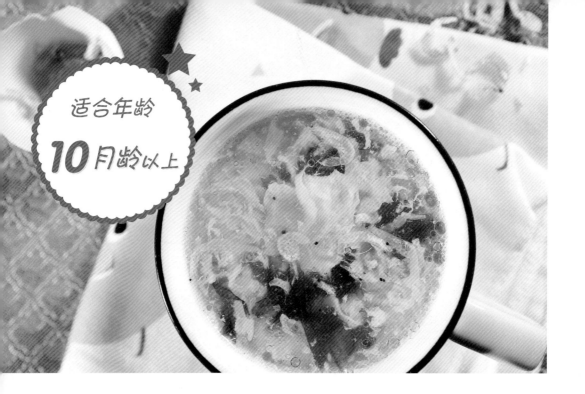

适合年龄

10月龄以上

紫菜蛋花汤 —○
ZICAI DANHUATANG

　　紫菜营养丰富，其蛋白质、铁、磷、钙、维生素 B_2、胡萝卜素等含量居各种蔬菜之冠，故紫菜又有"营养宝库"的美称。虾皮中含有丰富的蛋白质和矿物质，尤其是钙的含量极为丰富。二者再与鸡蛋搭配，可以很好地补充各种营养素。

● **材料**

① 紫菜适量　② 虾皮适量

③ 鸡蛋1个　④ 盐适量

⑤ 香油少许

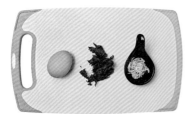

● **做法**

① 将鸡蛋打散，紫菜撕成小块备用。

② 锅中倒入适量的水，再放入一点点盐，水烧开后将紫菜放到锅中煮开，然后将蛋液缓缓倒入锅中（不要搅动，蛋液随着水的沸腾，会慢慢漂起来形成蛋花）。

③ 将虾皮放入锅中煮开，淋入香油即可。

宝宝缺维生素巧应对

维生素是宝宝生长发育不可缺少的营养素，家长应给宝宝提供均衡的营养，以免因为缺乏维生素而引起健康问题。营养专家提醒，如果需要给宝宝补充维生素，家长应注意以下几个问题：

不是所有宝宝都需额外补充维生素

宝宝长到多大时需补充维生素没有明确的规定，如果宝宝是吃母乳或奶粉，一般营养物质都足够而且全面，则不需要额外补充维生素；如果出现了缺乏某些维生素的症状，再有针对性地补充会更好。

不能用维生素补充剂代替蔬菜水果

维生素补充剂是不能代替蔬菜和水果的。因为蔬菜水果中的各种维生素是按一定比例存在的天然成分，是多种维生素的集合体，而维生素补充剂多数是人工合成的单一维生素，两者在性质上会有所差别。另外，蔬菜水果中除了含有维生素外，还含有一些对人体的作用与维生素类似的天然物质，如叶绿素、番茄红素等。

维生素补充剂含有的维生素种类并不是越多越好

有的家长容易陷入一个误区，认为既然要补，那就补得全面一点儿，总给宝宝吃复合维生素补充剂。然而，维生素补充剂并不是所含种类越多越好。医生建议，对于挑食特别厉害的宝宝，吃东西的品种少，可以选择补充复合维生素补充剂；如果是缺乏某些维生素，建议有针对性地补充；如果只是缺乏某一种维生素，没必要补充复合维生素补充剂，因为有的维生素会产生蓄积中毒的情况。

维生素补多久、补多少最好由医生判断

给宝宝补充维生素一定要注意用量，特别是维生素缺乏者，最好由医生判断该如何补充。如果宝宝缺乏某种维生素，补充一段时间后，最好到医院复查，看症状改善情况如何。或者将医生开的药量全部用完后，根据情况找医生再做一下检查，看症状是否改善，看是否有其他症状发生，综合判断是否需要继续补充。

时蔬炒饭—

SHISHU CHAOFAN

各种蔬菜搭配一起吃，维生素更充足。

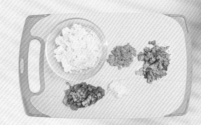

● **材料**

1. 米饭 110 克
2. 西红柿 1 个
3. 西蓝花 1 小朵
4. 胡萝卜 8 克
5. 洋葱 50 克
6. 蒜 1 瓣
7. 盐 2 克
8. 糖适量

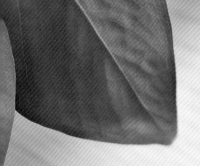

适合年龄

2 岁以上

● 做法

① 西红柿洗净剥皮，切掉根部，切丁。

② 胡萝卜、西蓝花洗净切丁，放入开水锅内汆水后捞出。

③ 洋葱切小丁，蒜切片。

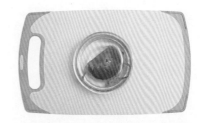

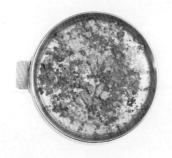

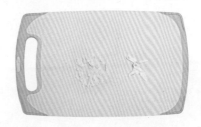

④ 炒锅放油烧热，倒入胡萝卜丁、西蓝花丁、洋葱丁、蒜片，不断翻炒，直到炒熟，盛出待用。

⑤ 净炒锅中倒入油，烧热后倒入西红柿丁，不断翻炒，炒到西红柿成糊状。

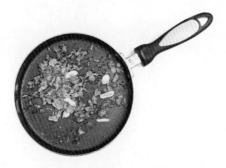

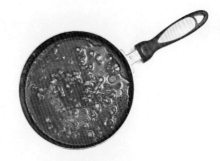

⑥ 倒入白米饭炒匀，再倒入之前炒好的时蔬炒匀，加入盐、糖调味即可。

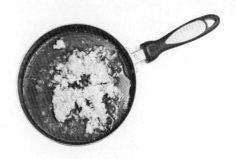

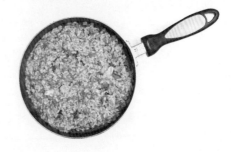

苹果甘蓝沙拉——
PINGGUO GANLAN SHALA

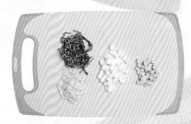

● **材料**

① 苹果 1 个
② 紫甘蓝、卷心菜各 3 ～ 4 片
③ 火腿 50 克
④ 沙拉酱适量
⑤ 柠檬汁少许

适合年龄

2 岁以上

其他食物巧搭配
做沙拉时，可以根据宝
宝的喜好，加入香蕉、菠萝、
芦笋等果蔬，也可以把虾仁汆熟后
一起搅拌，口感也很好！

● **做法**

① 苹果削皮，切成小丁；火腿切成小丁；紫甘蓝、卷心菜洗净，切成丝。
② 把苹果丁、火腿丁、紫甘蓝丝、卷心菜丝一起放入沙拉碗里，加入沙拉酱和柠檬汁拌匀就可以了。

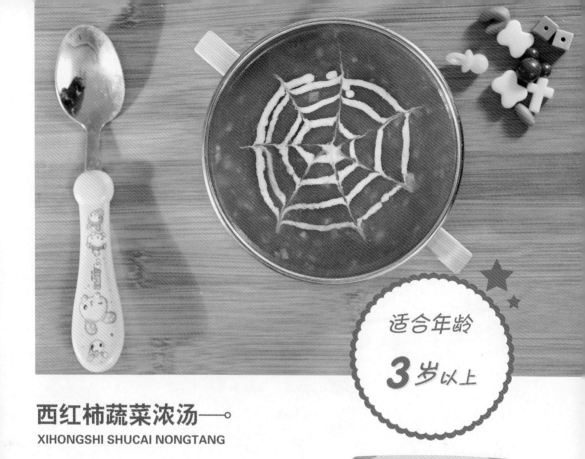

适合年龄

3 岁以上

西红柿蔬菜浓汤──o

XIHONGSHI SHUCAI NONGTANG

本套餐最大的特点就是用到的蔬菜品种多，这些蔬菜都含有丰富的维生素，能让宝宝的健康"步步高"。

● **材料**

① 西红柿 2 个
② 胡萝卜半根
③ 洋葱半个
④ 芹菜 2 棵
⑤ 盐、番茄酱各 5 克
⑥ 淡奶油 15 毫升
⑦ 黑胡椒粉 3 克
⑧ 橄榄油 10 毫升
⑨ 鸡汤适量

● **做法**

① 西红柿、胡萝卜、洋葱分别洗净，切成小块；芹菜去掉根，洗净，切成小段。把以上材料放入料理机中，加入鸡汤和番茄酱打成泥。

② 把蔬菜泥放入锅里，用中火煮沸，加入橄榄油、盐、黑胡椒粉调味，盛到碗里，倒入淡奶油装饰一下即可。

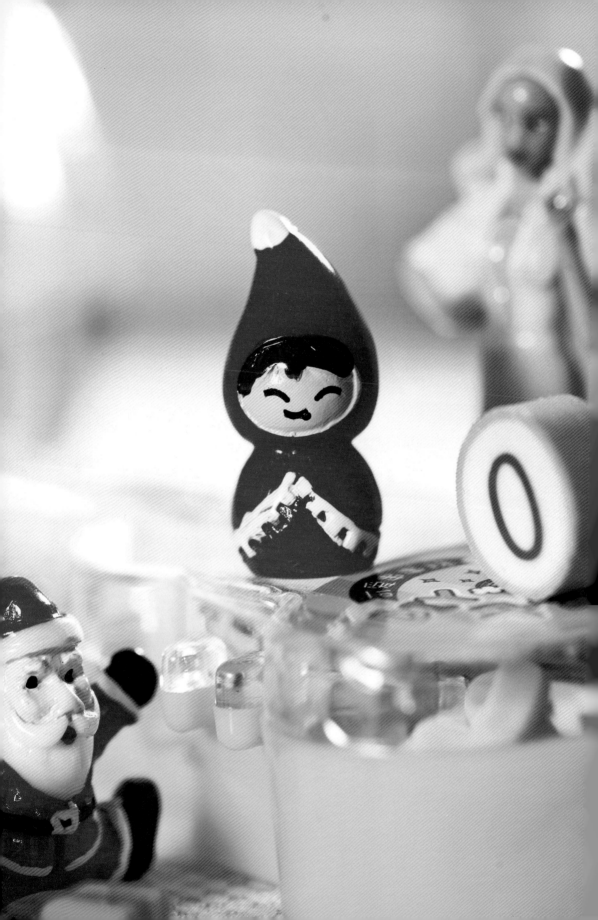

第六章

寓医于美食 宝宝生病这样吃

宝宝感冒不用慌 喝对吃对可自愈

慧眼识症——宝宝生病早发现

宝宝如果在出现嗓子疼、牙龈肿痛、手心发烫或口腔溃疡等上火症状时未引起家长重视，很快就会出现鼻塞、打喷嚏、头痛、咳嗽等感冒症状。

刨根问底——宝宝为啥常感冒？

宝宝感冒咳嗽几乎是每个家长都绕不开的。宝宝为啥常感冒？老人说是受凉了。医学上也大体认同这个观点。

·外因·

中医学将感冒分为风寒感冒和风热感冒两种。但无论哪种感冒，都是人体感受到寒冷或风热的"外邪"所致。也就是说，宝宝感冒，多与外界气温变化、宝宝穿衣不当有关。西医将感冒命名为cold，意即"冷"，与中医学中的风寒感冒有异曲同工之妙。其实，将"cold"理解成中医学中的"外邪"会更准确，因为无论是风热感冒还是风寒感冒，人体都会从外界吸入低于人体正常体温的"外邪"。感冒从开始到痊愈的过程，其实就是寒气侵体到消散的过程。

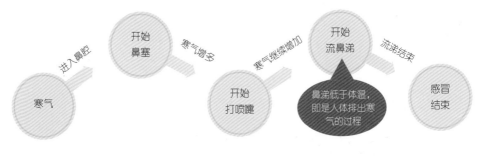

·内因·

有的宝宝在感冒时常常感觉身体发冷，给他穿再多也无济于事，但同时又咽干舌燥，眼睛通红，说明宝宝体内有火，这就是中医学所说的"寒包火"，此时喝麻黄汤最见效。我接下来会详细介绍麻黄汤的做法和功效。

· 风寒感冒 ·

　　风寒感冒的宝宝除了前面提到的鼻塞、打喷嚏、咳嗽、头痛外，最典型的症状是畏寒怕冷、流清鼻涕，如果有痰则为稀薄的白痰，中医学称之为寒痰。

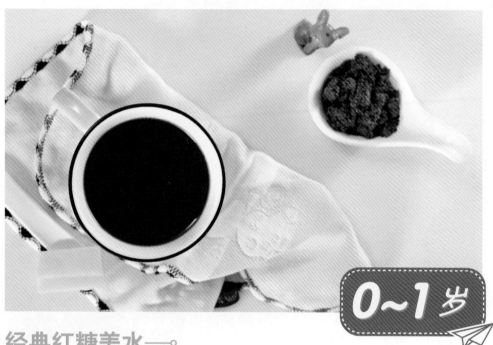

经典红糖姜水——
JINGDIAN HONGTANG JIANGSHUI

0~1岁

● 材料

① 生姜 3 片
② 红糖适量

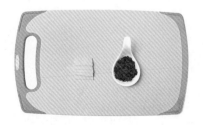

● 做法

　　将生姜片洗净，与红糖一起放入锅中，加水煎煮，水开后熬制 10 分钟，去渣取汁。

● 用法

　　稍晾后趁热喝。

● 功效

　　红糖温中活血，生姜发汗解表。风寒感冒初期饮用红糖姜水，效果非常显著，一般 1 ～ 2 天就可基本痊愈。

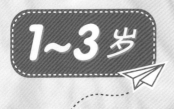

葱姜红糖水 —○
CONGJIANG HONGTANGSHUI

● **材料**

① 生姜 3～5 片
② 葱白 3 段
③ 红糖适量

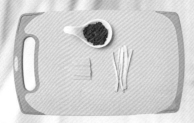

● **做法**

　　将生姜片和葱白洗净，与红糖一起放入锅中，加水煎煮，水开后熬制 10～15 分钟，去渣取汁。

● **功效**

　　在红糖姜水基础上加入葱白，疏散风寒和通窍功效更佳。加入葱后稍有异味，1 岁以上的宝宝经过家长温柔劝解后还是可以接受的。

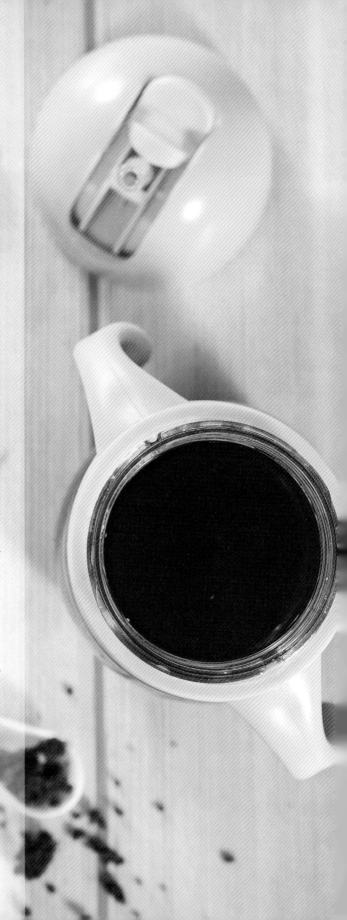

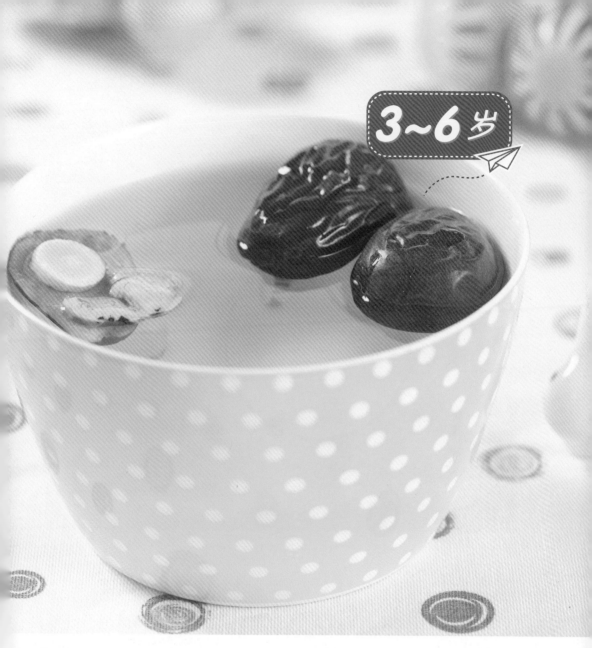

3~6岁

黄芪大枣饮 ——。
HUANGQI DAZAOYIN

● 材料

黄芪 3 ～ 5 片，大枣 3 颗

● 做法

　　将黄芪、大枣一起放入杯中，用沸水冲泡，加盖闷 5 ～ 10 分钟即可。

● 功效

　　宝宝感冒期间常身体虚弱、食欲不佳，此方可补气固表、健脾养血，提高机体的抗病能力，有助于快速康复。

风热感冒是一种与风寒感冒相反的感冒类型，是由于风热之邪侵犯体表，使肺气失和所致的。

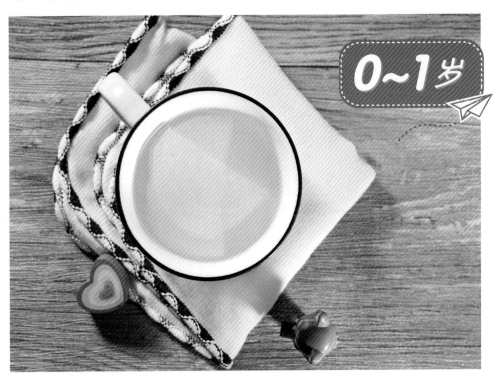

0~1岁

白萝卜水—
BAILUOBOSHUI

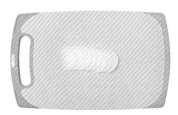

● 材料

白萝卜 4～5 片

● 做法

白萝卜片放入小锅内，加大半碗水，放火上烧开，改小火煮 5 分钟后关火。晾至温热后给宝宝喝水，每日 2～3 次。

儿科医生有话说

此款食疗方对风热咳嗽、鼻干咽燥、干咳少痰效果不错，特别是 1 岁以内的宝宝，单煮白萝卜水给宝宝喝，就能起到顺气、化痰、止咳、消食、健胃、清热、生津的作用。

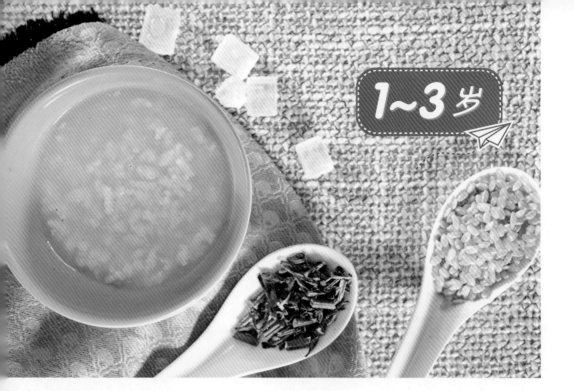

薄荷粥—
BOHEZHOU

● **材料**

① 薄荷 15 克

② 粳米 50 克

③ 冰糖适量

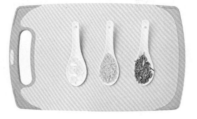

● **做法**

将薄荷煎取药汁，晾凉。粳米淘洗干净，煮粥，待粥将成时加入薄荷汁和冰糖再煮片刻即成，晾至不烫嘴即服，服后出汗最佳。

儿科医生有话说

薄荷味辛性凉，辛能发散，凉能清利，是疏散风热的要药，能迅速解除外感风热所致的发热、头痛等症状。宝宝感冒后胃口差，没食欲，用薄荷与粳米、冰糖一起熬粥喝，既能促使出汗，祛除热邪，又有健脾护胃、增进食欲的作用，对风热感冒初起的宝宝来说最为适宜。

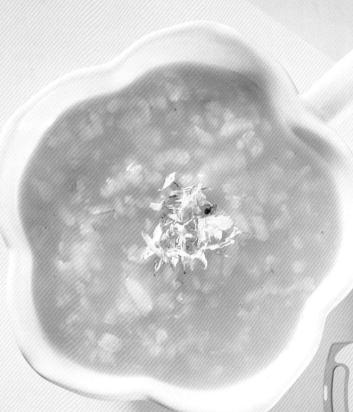

菊花清热粥
JUHUA QINGREZHOU

● **材料**

1 干菊花 15 克
2 粳米 60 克

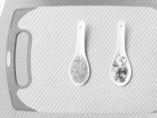

● **做法**

　　将干菊花研成细粉。取粳米加水煮粥，待粥将成时调入菊花粉，再煮一二沸即成。

● **用法**

　　稍晾温即服，出汗不畅的话要趁热服。

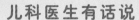

儿科医生有话说

菊花能疏散风热，明目，清热平肝，加粳米煮粥可治风热感冒。

儿科专家其他妙方推荐

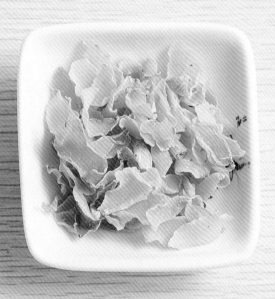

　　饮食疗法用于缓解宝宝感冒初期症状或者后期即将痊愈时调理，效果比较好，能够辅助药物治疗，以达到更好的疗效。如果感冒严重，或者宝宝抵抗力差，病情易反复的话，还是建议药物治疗。根据我多年在儿科门诊坐诊的经验，给大家推荐两个中成药和草药方，临床实践很有效，且对宝宝的身体没有副作用。

风寒感冒特效药方推荐

中药饮片　荆芥、防风、生姜各5克，白芷、川芎、炙甘草各3克，芦根8克，桔梗6克，水煎后每次50毫升口服，一天两次，连用两天，对风寒感冒初期效果显著。

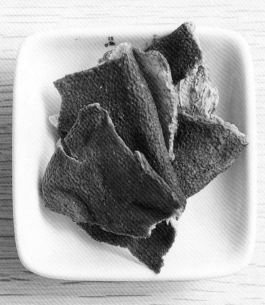

风寒感冒特效中成药推荐

中成药　同仁堂的感冒清热颗粒。这个药是目前治疗风寒感冒的中成药中，为数不多的偏温一点儿的感冒药，对风寒感冒轻症非常有效。

　　如果宝宝吃药困难，也吃不下药膳，那么中医推拿是一个不错的方法，只要手法正确就非常安全。

● **清天河水**

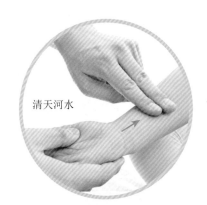

清天河水

| 定位 | 前臂内侧正中，自腕横纹上至肘横纹上呈一条直线。 |

| 操作 | 家长一手持患儿手，另一只手的食指、中指并拢，用两指指腹自患儿手腕横纹向肘横纹推300次。 |

| 功效 | 清热化痰，主治感冒发热、咳嗽等症。 |

● **清大肠**

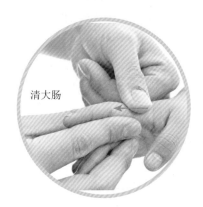

清大肠

| 定位 | 食指桡侧（指靠近拇指的一侧）由指端至虎口成直线。 |

| 操作 | 家长一手持患儿手，用另一只手拇指指端由患儿手的虎口推至指端，连推200次。 |

| 功效 | 清热、利湿、通便，主治肺热咳痰、便秘。 |

● **推六腑**

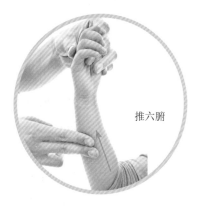

推六腑

| 定位 | 前臂内侧缘，由肘横纹头至腕横纹头。 |

| 操作 | 家长一手持患儿手，另一只手食指、中指并拢，自患儿手肘横纹头向腕横纹头推300次。 |

| 功效 | 清实火，退高热，除热痰。主治外感风热所致的高烧、急惊风、便秘等。 |

- **拿合谷**

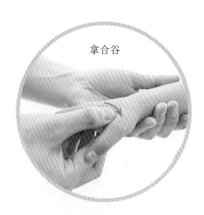

拿合谷

定位 手背面第一掌骨和第二掌骨之间（拇指、食指合拢，肌肉的最高处）。

操作 家长一手持患儿手，用另一只手拇指指端按在宝宝的合谷穴上，食指按在掌面相对位置，对捏30次，力度以宝宝能承受为宜。

功效 清热止痛，可有效缓解外感风热所致的发热、咽干、咽痛。

- **拿风池**

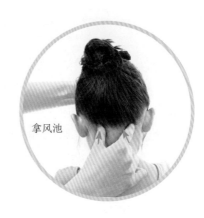

拿风池

定位 位于颈部耳后发际下的凹窝内。

操作 家长一手扶住宝宝的额头，用另一只手的拇指、食指捏住宝宝两侧的风池穴，拿捏5次,力度以宝宝能忍受为宜。

功效 祛风解表、清头明目、通窍止痛。对风热感冒引起的头痛、头晕、鼻塞等症有良效。

- **揉肺俞**

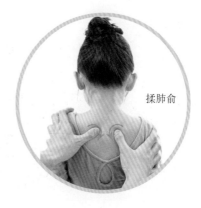

揉肺俞

定位 肩胛骨内侧，第3胸椎棘突旁开2指处。

操作 宝宝俯卧或坐位，家长用双手拇指指腹同时按揉宝宝两侧的肺俞穴，每次揉2～3分钟。

功效 调补肺气，补虚清热。治疗宝宝风热感冒引起的食欲不振、咳嗽等。

1. 饮食宜清淡稀软：感冒的宝宝脾胃功能会受影响，而稀软清淡的食物易于消化吸收，可减轻脾胃负担。宜食白米粥、牛奶、玉米面粥、米汤、烂面条、蛋汤、藕粉糊等流质或半流质饮食。

2. 宜多饮温开水：感冒后常发热、出汗，体内流失水分较多。大量饮水可以促进血液循环，加快体内代谢废物的排泄，并起到降低体温的效果。

3. 宜多吃蔬菜、水果：蔬菜、水果能促进食欲，帮助消化，大量补充人体需要的维生素和微量元素，补充由于感冒而食欲不振所致的能量等供给不足。风寒感冒，可多食生姜、葱白、香菜等；风热感冒，宜多食油菜、苋菜、蕹菜、菠菜等。

4. 忌饮食不节：食物与药物一样，有"四气""五味"的属性，不同类型的感冒，应选用不同的食物。如随便食用，饮食不节，不仅对感冒不利，还会使感冒迁延难愈。如风寒感冒忌食生冷，风热感冒发热期忌食油腻荤腥及甘甜食品。

预防知识：宝宝的免疫系统还没有发育成熟，所以更容易患上感冒。尤其是季节转换的时候，冷热空气不断交替，导致宝宝鼻黏膜发干，因此更容易感冒。预防应该从提高免疫力入手。

喝水：感冒高发季节里要让宝宝多喝温热的白开水，养成随渴随饮的好习惯。避免给宝宝喝饮料，不愿意喝白水的话可以每次少喝一点儿，每天多喝几次。

饮食：鼓励宝宝不偏食，饮食要全面，以保证营养均衡。少吃糖分过高的食物，否则会干扰白细胞的免疫功能，降低抵抗力。多吃蔬果。

卫生：养成良好的卫生习惯，防止拉肚子或病菌感染等，因为一旦抵抗力降低，就容易被感冒找上。

睡眠：保证充足睡眠。

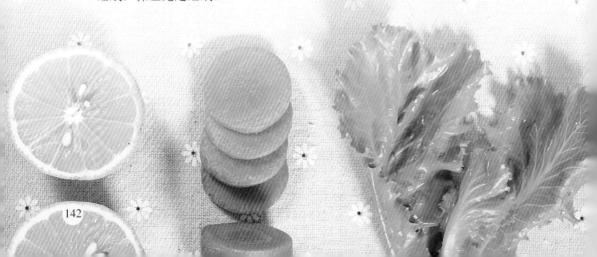

发烧不是一种病 食疗退烧效果好

 慧眼识症——宝宝生病早发现

宝宝发烧症状最为明显的一个特征就是体温升高，同时脸会发红，妈妈们用手背试一下，可以清楚地感受到宝宝的体温升高了。

刨根问底——小宝宝为啥动不动就发烧?

许多家长都以为发烧是一种病，只要把烧退了，宝宝的病也就好了。这种认知可是大错特错了。实际上，发烧并不是一种具体的疾病，它只是一种症状，也可以说是一个信号，表示有外邪正在侵袭人体，而宝宝的身体正在与外邪进行搏斗，阻止外邪的进一步入侵。

·寒邪入侵人体引起的发烧·

当寒邪入侵人体时，体内的正气就会和寒邪进行斗争，从而引起发烧。战斗的范围小、程度轻，宝宝就发低烧；反之，战斗的规模越大、越激烈，宝宝发烧就越厉害。有的宝宝甚至能高烧到40多摄氏度，把家长都吓坏了。其实不用担心，这种发烧是大大的好事，为什么这么说呢？因为只有宝宝正气比较充沛的时候，才有足够的力量去跟寒邪抗衡，奋起驱赶；如果宝宝体内正气不足，根本就无法组织大规模的抵抗，也就不会发高烧了。

所以说，体质虚的宝宝，偶尔发一次烧，就像免疫系统的一次军事演习，对提高身体的抗病能力是非常重要的。而寒邪引起的发烧越厉害，说明宝宝的正气越充沛，抵抗疾病的能力越强。

·热邪侵入人体引起的发烧·

热邪侵袭人体引起的发烧与寒邪是不一样的，热邪损伤的是人体的津液，如果宝宝缺水或体内津液不足，身体就会出现很明显的热症，如咽喉肿痛、舌质红、咳黄痰等。这时宝宝发烧越厉害，说明热邪越旺盛，体内的津液亏损得越多，这可就不是好事儿了。所以，家长应该给宝宝吃些清热解毒的药物，来帮助宝宝清退外邪。

· 发烧低于 38.5℃ ·

有些家长一看宝宝发烧了就着急，害怕宝宝烧成肺炎或者把大脑烧坏了，赶紧给宝宝吃退烧药，或者带宝宝去医院打针、输液。其实，如果宝宝发烧了，但体温没有超过 38.5℃，也没有其他严重症状，一般情况下就不会有大问题，不用急着吃退烧药或去医院，可以先观察宝宝的情况，同时采取物理降温的方法。

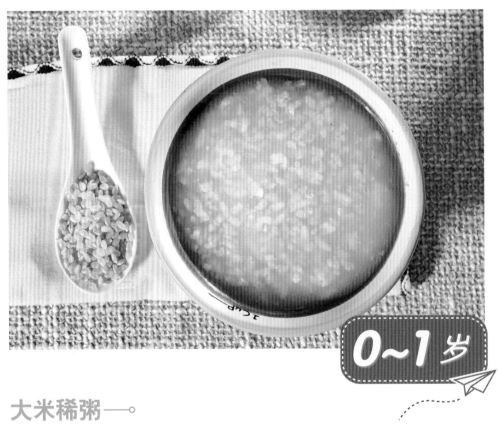

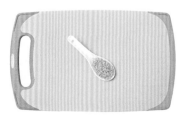

0~1 岁

大米稀粥——
DAMI XIZHOU

● **材料**

粳米 50 克

● **做法**

粳米淘洗干净，煮粥。

● **用法**

稍晾温就可以喂给宝宝吃，宝宝吃完能出汗最好。

生姜葱白红糖水

SHENGJIANG CONGBAI HONGTANGSHUI

● **材料**

❶ 连须葱白 250 克

❷ 生姜 100 克

❸ 红糖适量

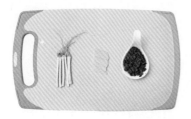

● **做法**

葱白和生姜洗净，葱白切段，生姜切片，加水煮10分钟后加入红糖，再煮5分钟。

● **用法**

趁温热服，每日1次，连服2～3天。

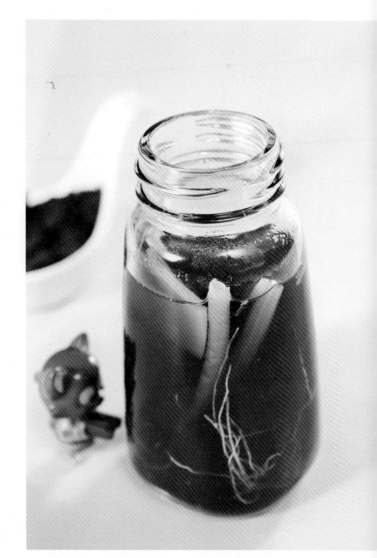

儿科医生有话说

葱白具有解表、通阳、解毒的作用，葱须可祛风散寒、通气散瘀，加上生姜和红糖后去寒效果更好。

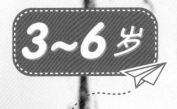

3~6 岁

三根饮
SANGENYIN

● **材料**

① 白茅根 30 克
② 葛根 30 克
③ 芦根 30 克

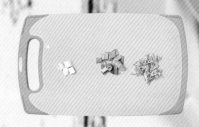

● **做法**

　　三种药材放入砂锅中，加水泡 15 分钟（加水至刚没过药材），再用温火熬制 20 分钟即可。

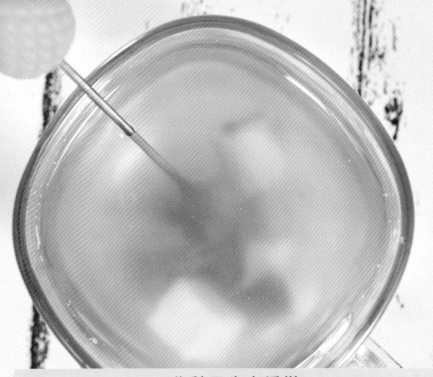

儿科医生有话说

　　受外邪所致的初期发热、舌质偏红、烦躁不安、口干喜饮、小便赤热，有的宝宝还会出现大便干结，总之是一副热象，这种情况就可以给宝宝服用三根饮（又名仲景汤）。

儿科专家其他妙方推荐

· 温水擦身 ·

这也是一种很好的物理降温方法，适合所有发热的宝宝。皮肤表面的水分蒸发是个吸热过程，所以有利于降低体温。具体怎么擦呢？家长只要把握好以下几点就可以了。

水温：32℃～34℃。

时长：每次 10～20 分钟。

部位：重点擦拭头、颈部、腋下、肘部、腹股沟、四肢等处。避免擦拭胸前、腹部、后颈、足心等对冷的刺激比较敏感的部位。

注意：不要在有风的地方进行，注意给宝宝保暖。

· 温水洗澡 ·

对于高热或年龄稍大点的宝宝，家长可以给其用温水洗澡，但以下问题需要注意：

室温：要关好门窗，将室内温度调到 25℃左右。

水温：洗澡的水温比患儿当下的体温稍低即可。

时长：洗澡的时间不宜太长，一般 5～10 分钟。

洗后：及时把身上的水擦干，用毛巾包好或穿好衣服，避免着凉。

在洗澡的过程中，家长一定要密切注意宝宝的脸色、呼吸、精神，如果出现问题，应立即停止。

· 使用退热贴 ·

宝宝退热贴属于物理降温用品，退热快，降温效果好，而且安全无毒副作用，适合所有发热的宝宝。但是，退热贴面积很小，对于高热的宝宝来说退热效果就不明显了。

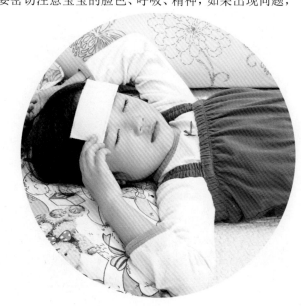

发烧 38.5℃ 以上或既往有高热惊厥史的宝宝，一定要及时服用退烧药，或采取物理降温，以防高热惊厥。

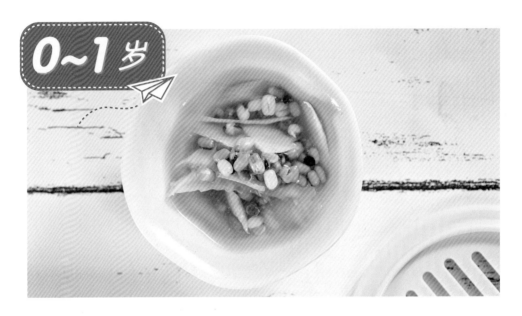

白菜绿豆水 —○

BAICAI LVDOUSHUI

● **材料**

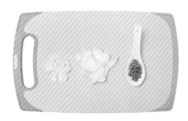

① 白菜帮 100 克
② 绿豆 50 克
③ 冰糖适量

● **做法**

将白菜帮洗净，切片；绿豆洗净。锅中加入适量清水，放入绿豆煮至五分熟，再放入白菜帮煮熟，加冰糖调味即可。佐餐食用。

儿科医生有话说

白菜绿豆水有清热解毒的功效，对发热有较好的食疗作用。宝宝发热时，尤其是发热伴腹泻、呕吐时，容易因体内流失大量水分而导致脱水，这时更应注意水分的补充，可适当多喝温开水、蔬菜汤、苹果汁、大麦茶等。

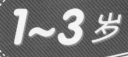

甘草薄荷饮
GANCAO BOHEYIN

● **材料**

① 薄荷叶 5 克
② 甘草 1 根
③ 冰糖适量

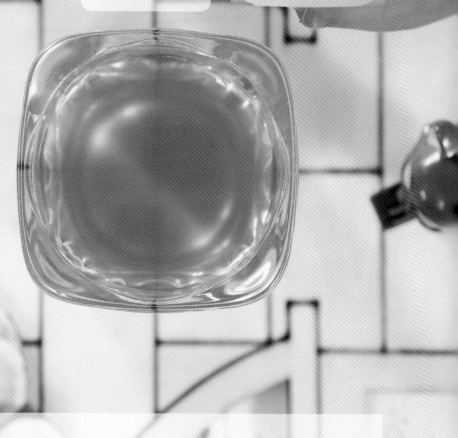

● **做法**

　　薄荷叶洗净，甘草洗净切片。锅内加入 1000 毫升水，烧开后放入甘草和薄荷叶，大火煮 3 分钟，加入冰糖搅拌直至冰糖化开，再转小火煮 2 分钟。捞出薄荷叶和甘草，剩下汤汁用纱布过滤残渣，放凉后给宝宝频饮。

双花饮
SHUANGHUAYIN

● 材料

1. 金银花 25 克
2. 菊花 25 克
3. 鲜山楂 30 克
4. 蜂蜜 200 克

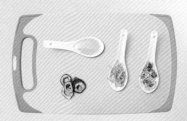

● 做法

1. 将金银花、菊花、山楂洗净，山楂拍碎，将三者一起放入锅内，加入水，用大火烧沸，改用文火煎煮 25 分钟，用滤网过滤，去渣留汁。

2. 蜂蜜放入净锅中，用文火炼成微黄色、可拉出丝的状态，然后缓缓倒入熬好的药液内，搅拌均匀即可。

● 用法

趁温热服，每天两次。

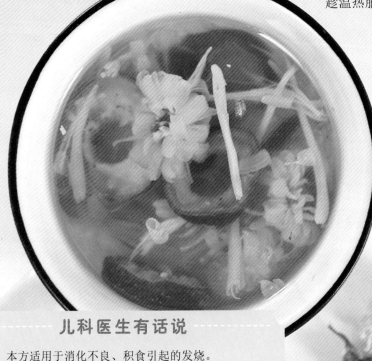

儿科医生有话说

本方适用于消化不良、积食引起的发烧。

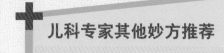

儿科专家其他妙方推荐

退热秘方（香菜白萝卜生姜）

香菜（去叶子，留茎和根）3～4根洗净，白萝卜2～3片，生姜1～2片。将上述材料放入锅中，加水煮15分钟，放少许冰糖稍煮片刻即可。待温度适中时给宝宝喝，可出汗退热。

中药退热浴方

柴胡15克、葛根20克、青蒿10克、川芎20克、薄荷10克（后下）、芦根20克、荆芥15克、连翘10克。以上所有药材同入锅，水煎两次，去渣取汁，将药液兑入温水中给患儿泡澡，每次以20分钟为宜。一般2～3次可愈。

· 用四仁散贴敷劳宫穴有很好的退热作用 ·

宝宝身体各系统发育不完善，滥用抗生素和退热药容易对宝宝的身体造成伤害。而穴位贴敷疗法对宝宝有较好的退热作用，相比于很多家长常用的温水擦身、退热贴等物理降温法，穴位贴敷法能起到更快更稳定的退热效果。我最常用的方法是用四仁散贴敷劳宫穴。中医学认为，劳宫穴五行属火，四仁散具有清心热、泻肝火的作用，取劳宫穴贴敷可起到调血润燥、安神和胃、通经祛湿、熄风凉血的功效。如果宝宝发高烧，口渴得厉害，昏昏沉沉的，家长就可以给宝宝贴敷劳宫穴来退热。

四仁散

材料 桃仁、杏仁、栀子仁、枣仁各3克，面粉5克。

制作 将以上四味药焙干，研细末，加入面粉、鸡蛋清调匀，分为两份，压成饼状。

选穴 劳宫穴。

操作 将药饼分别贴敷于宝宝双手劳宫穴，盖上纱布，用胶布固定。

用法 每日换药1次，连用2～3天。主治宝宝壮热烦渴、气促神昏。

· 宜 ·

1. 宜多补水：对于发热的宝宝来说，补水的重要性胜过用药。发热时身体出汗多，造成体内水分大量流失，尿量减少，影响体内毒素排出。所以，多补水既有利于降温，还能使毒素及时排出体外。可酌情多给宝宝喝些富含维生素的饮料，如米汤、牛奶、果汁、绿豆汤等。

2. 宜多休息：发烧的宝宝应卧床休息，家长要随时观察病情变化，监测体温。室内温湿度应适宜，空气保持流通。建议最好不要让宝宝去幼儿园或上学，这样既能保证休息，也避免和其他宝宝之间发生交叉感染。当然，对发烧的宝宝医生也不建议上体育课，以避免宝宝过度劳累，对身体恢复不利。

· 忌 ·

1. 忌油腻：发烧是以交感神经系统活动增强为特点的全身性反应。在这种状态下，食物的消化、吸收均会受到影响，尤其是难以消化的荤腥食物。这些东西如果长时间滞留于胃肠中，就会发酵、腐败，甚至会引起中毒。因此，油腻食物要少吃或不吃。

2. 忌甜食：甜食含丰富的蔗糖、果糖等成分，吃过多甜食，常会发生以下几种情况：

（1）促使金黄色葡萄球菌等化脓性细菌加快生长繁殖，引发疖等皮肤感染。

（2）当糖在人体内分解产生热量时，会产生大量丙酮酸、乳酸等酸性代谢物，使身体呈酸性体质。酸性体质不仅容易受到感染，还可引起一些其他病症，如软骨病、脚气病、慢性消化不良等，还会使人性情暴躁。

（3）消耗掉人体内大量维生素，降低免疫力，引发免疫系统疾病。

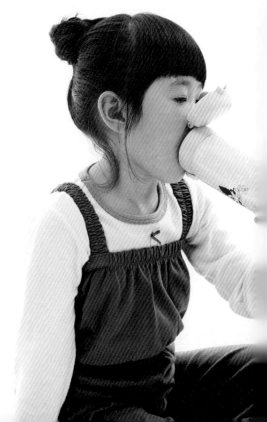

如何护理发烧的宝宝?

宝宝发烧了,需要家长的精心护理,尤其在以下三个方面要做好:

·定时测量体温·

宝宝的体温变化快,家长要给宝宝定时测量体温,一般每两个小时测一次。如果体温不超过38.5℃,采用物理方法降温即可。如果体温超过38.5℃,容易诱发高热惊厥,就必须使用退烧药了。如果是有高热惊厥史的宝宝,应尽早使用退烧药,不要机械地以38.5℃为标准。

适宜宝宝的几种体温测量方法

腋下测温法: 先将体温计汞柱甩到35℃以下,将水银头放在宝宝腋窝中间(如腋下有汗要擦干),帮助宝宝用手臂把体温计夹住,5分钟后取出体温计查看。

颈部测温法: 在宝宝熟睡时将体温计放在其下巴和脖子之间,紧贴皮肤,轻轻夹住(如有汗液要先擦干),5分钟后查看体温计。

红外测温法: 用红外线体温计在耳道或额头处测温,无须接触就可快速测得体温,操作非常方便。

·时刻观察宝宝的精神和脸色·

宝宝是不会装病的,好不好都表现在脸上和精神状态上。所以,宝宝发热时,家长要注意观察宝宝的精神和脸色。如果宝宝的精神很好,能吃能玩,虽然体温超过38.5℃,也可以暂时不用退热药物。反之,如果宝宝精神萎靡、不吃不喝、嗜睡,那最好还是去医院检查一下,以免耽误病情。

·为宝宝选择最适宜的退烧药·

● 3月龄以上的宝宝发烧,对乙酰氨基酚是首选药。

对乙酰氨基酚,又名扑热息痛,是目前儿科临床最常用的退烧药物,也是世界卫生组织推荐的婴儿和儿童高热时的首选退烧药,常用于发热、头痛和其他轻微疼痛,是许多感冒药和止痛药的主要成分。家长可以在家中常备一些,以便宝宝发高烧时能及时退烧。

● 布洛芬退热快效果好，但只有 6 月龄以上的宝宝才能用。

布洛芬属于新的儿科退烧药物，相比于对乙酰氨基酚来说，它的退热速度快，效果显著，对胃肠的刺激更小。而且它的退热效果可维持 6 ～ 8 小时，可以减少服药的次数。但是家长要注意，只有 6 月龄以上的宝宝才能服用布洛芬退烧。

● 宝宝持续高烧不退，可交替使用对乙酰氨基酚和布洛芬。

交替使用方法：先服用对乙酰氨基酚，不退烧的话 4 小时后服用布洛芬；服用布洛芬 6 小时后，不退烧的话再选择对乙酰氨基酚。

宝宝出现高热惊厥时，家长要怎么做？ ●

宝宝的神经系统发育不够完善，受到高热（大多高于 39℃）刺激后，很容易发生惊厥，尤其是 6 月龄～ 3 岁的宝宝发病率最高。惊厥多发生于高热的初期，持续时间比较短，一般在数秒之内，很少超过 3 分钟，但也有严重的达 20 ～ 30 分钟，惊厥停止后，患儿会很快清醒。一般在一次高热过程中，只出现一次惊厥。

宝宝高烧后突然发生惊厥时，家长怎么做才能稳定症状，防止意外伤害或病情进一步恶化呢？

·高热惊厥的正确处理方式·

第一步：将患儿平卧，头偏向一侧。

当高热惊厥发生时，家长不要慌着抱起宝宝，应将宝宝放在地上或床上，保持平卧，头偏向一侧，以免发生呕吐时呕吐物堵塞气管。切忌搂抱或摇晃患儿。

第二步：保持呼吸道通畅。

解开宝宝的衣服，用软布包裹筷子等长条形硬物放在患儿的上、下磨牙之间，防止其咬伤舌头。如果患儿口鼻中有分泌物，要及时清理干净。

第三步：控制惊厥。

用拇指指端用力按压患儿的人中、合谷穴 1 ～ 3 分钟，直到患儿发出哭声。

第四步：物理降温。

用温水擦身、温水浴、退热贴等物理降温法给宝宝降温。如果效果不理想，也可以服用羚羊角口服液，既能退热，还能清肝、镇静、止惊。

·注意事项·

1. 给患儿测量体温并记录，有利于就诊时医生判断病情。

2. 惊厥发生时看一次表，惊厥结束再看一次表，记下惊厥持续时间。

3. 如果通过以上处理措施，患儿仍在不停抽搐，没有恢复意识，甚至出现呼吸停止的现象，家长应立即对患儿进行人工呼吸及胸外按压，同时尽快送医。

 呵护健康小贴士

● **需要马上带宝宝去医院的情况**

如果宝宝出现以下情况，家长要马上带宝宝去医院检查，请医生处理。

◎ 3 月龄以下的婴儿发热超过 38℃。

◎ 3 月龄以上的婴儿发热超过 39℃。

◎ 发病 24 小时以上仍然超过 38.5℃。

◎ 体温超过 39℃，且伴有头疼、呕吐等症状。

◎ 发热时精神不好、烦躁、嗜睡，面色发黄或灰暗。

◎ 出现皮疹或者出血点。

◎ 发热，伴有剧烈头疼，脖子发硬，频繁呕吐，不能进食。

◎ 发热时有明显的腹泻，甚至出现黏液脓血便。

◎ 呼吸困难，或者前囟门饱满突出。

◎ 一开始发热超过 39℃。

◎ 高热发生惊厥。

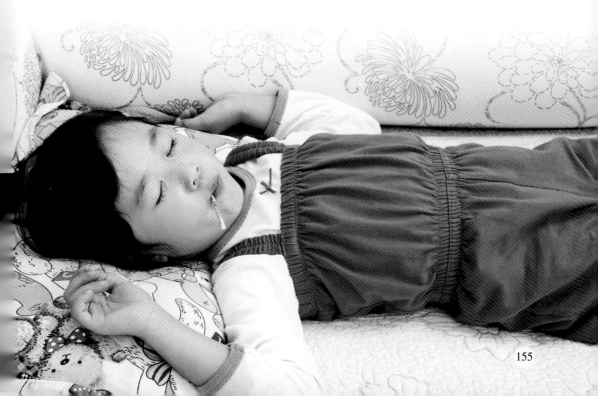

咳嗽有痰 吃对食物能止咳化痰

慧眼识症——宝宝生病早发现

宝宝咳嗽，总是令父母很揪心。咳嗽是人体清除呼吸道内刺激性黏液及其他分泌物的方法，是保护呼吸道的一种机体反应。单纯的咳嗽是一种症状表现，而不是疾病。但如果是因为其他病症引起的咳嗽，无论干咳还是有痰，都需要及时找到原因并进行治疗。

刨根问底——宝宝为啥咳嗽有痰？

引起宝宝咳嗽的原因有很多，比如上呼吸道感染、急慢性气管炎、肺炎等。如果宝宝只是单纯咳嗽没影响到生活，对于大龄儿童可先保持观察，利用其自身的排痰能力达到痊愈。对于年龄较小的宝宝，尤其是三岁以内的，由于自身的排痰能力比较弱，如果忽略了早期处理，有可能会发展到比较严重的状态。

·外因·

呼吸道受到病菌、过敏原、异物等刺激时，为了排除这些刺激，就会产生咳嗽症状。咳嗽的目的是排出进入呼吸道的异物或呼吸道产生的分泌物。另外，在受到冷空气刺激的时候，呼吸道的黏膜和血管会出现收缩，从而引起呼吸道不适，就会出现咳嗽的症状。对于这样的咳嗽，妈妈没有必要过于担心，因为基本上咳几下就过去了。另外，如果宝宝咳嗽发作的时间跟季节有关，或是接触某种物质后会咳嗽，则可能是过敏性咳嗽。

·内因·

呼吸道感染是引起宝宝咳嗽的最常见原因。因为宝宝呼吸道黏膜的保护作用、免疫系统的抵抗作用等大都还不完善，所以经常会被一些呼吸道病毒或细菌所感染，从而引起宝宝咳嗽，其中病毒是引起上呼吸道感染的主要因素。例如，感冒引起的咳嗽。

· 风寒咳嗽 ·

风寒咳嗽往往是因为身体受寒引起的。最典型的症状是：舌苔发白，出现畏寒、怕风等症状；流清涕或鼻腔干干的、没有鼻涕；咳嗽无痰或是吐白色的泡沫痰。

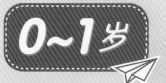

0~1岁

儿科医生有话说

宝宝患风寒感冒时，喝温热的生姜红糖水能起到很好的治疗作用。如果伴有咳嗽，可加2～3瓣大蒜，一起煮10分钟。煮一煮蒜头能把辣味去掉，这样宝宝才肯喝。

红糖姜水
HONGTANG JIANGSHUI

● 材料

1 红糖适量
2 姜片适量
3 大蒜适量

● 做法

将三者放入水中，煮开后趁热饮用即可。

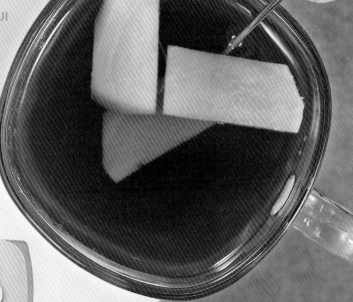

烤金橘——
KAO JINJU

● **材料**

金橘 1～2 个

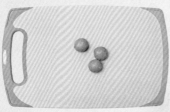

● **做法**

① 将金橘冲洗干净，放在 50℃左右的温水中泡 3 分钟，用纸巾把金橘表面的水擦干。

② 净锅置火上，把金橘放进去，小火慢慢加热。

③ 用铲子不停地翻炒，炒至金橘微焦、冒出热气并伴有橘香味即可。

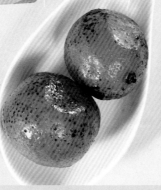

儿科医生有话说

　　我们在食用烤金橘时需要特别注意的是：金橘烤焦后，鲜橘皮会变成陈皮，而陈皮主要有润肺化痰的功效，所以特别适合脾胃虚寒的宝宝食用。相反，如果宝宝肝火旺盛，那么是不适合吃烤金橘的，建议吃鲜金橘。

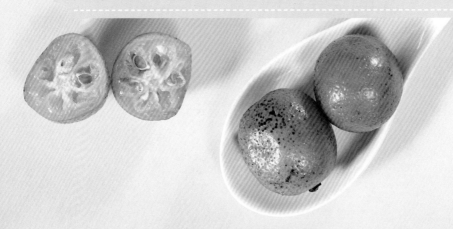

花椒蒸梨——○
HUAJIAO ZHENGLI

● 材料

1 梨 1 个
2 花椒 20 粒
3 冰糖 2 粒

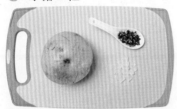

● 做法

　　梨洗净，横着切开，挖去核，放入花椒、冰糖，再把梨对拼好放入碗中，上锅蒸半小时左右即可。一个梨可分两次吃完。

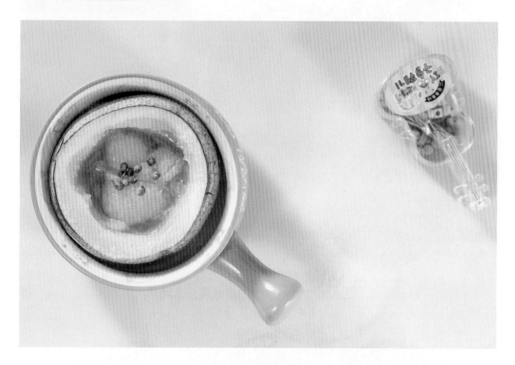

儿科医生有话说

　　花椒蒸梨对治疗风寒咳嗽效果非常明显，但有的宝宝不喜欢花椒的味道，实在不肯吃的话只能换用他法。

风热咳嗽主要是受热邪侵袭或内热重引起的，主要症状是舌尖、口唇很红，伴有口臭，眼屎多，流黄脓鼻涕，吐黄脓痰。

川贝雪梨水
CHUANBEI XUELISHUI

● **材料**

① 中等大小雪梨半个

② 冰糖少许

③ 川贝10粒

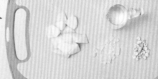

0~1岁

● **做法**

雪梨洗净，去皮、核，切块。将压碎的川贝加适量水，文火炖1小时，之后加入雪梨、冰糖和少许水，再用文火炖20分钟即可。

● **功效**

润肺、止咳、化痰。

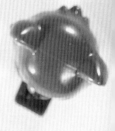

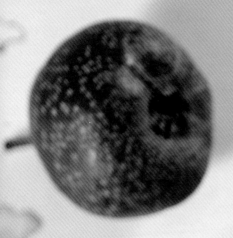

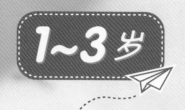

杏仁山楂饮

XINGREN SHANZHAYIN

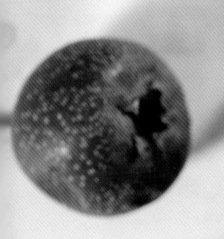

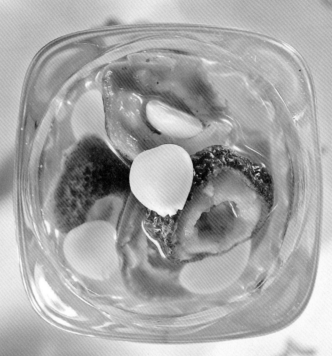

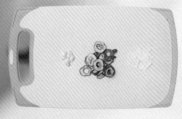

● **材料**

① 杏仁 30 克
② 山楂 80 克
③ 冰糖少许

● **做法**

　　将所有材料放入锅中，加温水烧开后改成小火，炖 25 分钟即可。

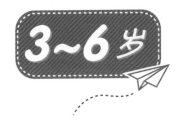

雪梨百合羹—。
XUELI BAIHEGENG

● **材料**

① 百合 1 克
② 雪梨 1 个
③ 冰糖适量

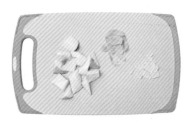

● **做法**

　　将雪梨去核，连皮切碎，与百合混合，加水煎煮，加冰糖煮至原料熟烂即可。

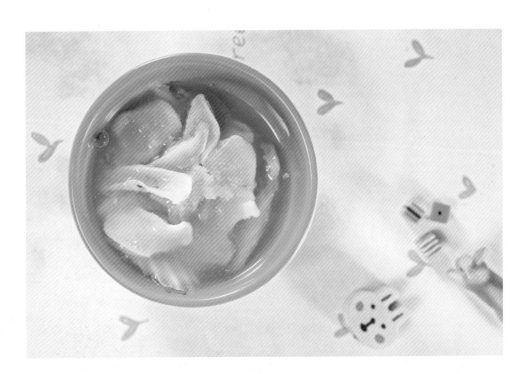

儿科医生有话说

　　这款羹汤可滋阴润燥、化痰止咳，适用于治疗痰热咳嗽、痰黄稠、咽喉不利，尤其适合慢性气管炎见痰热症者服食。

儿科专家其他妙方推荐

· 推拿按摩缓解风寒咳嗽 ·

· 揉外劳宫 ·

家长左手托住宝宝四指，使其掌心向下，用右手拇指指端按揉宝宝的外劳宫穴，每次按揉 1 分钟。

· 清肺经 ·

家长一只手将宝宝的无名指固定，暴露指面部分，用另一只手的指面或桡侧缘着力于穴位上，由指尖推向指根部。

· 推三关 ·

家长一只手将宝宝的手臂固定，使其前臂伸直，充分暴露前臂桡侧（与拇指同侧），用另一只手的指面贴在前臂桡侧内侧面，做由腕横纹向肘横纹方向的直推法。

· 揉天突穴 ·

家长一只手扶住宝宝的后颈，另一只手用中指指端按住宝宝的天突穴，轻轻按揉 1 ～ 3 分钟。

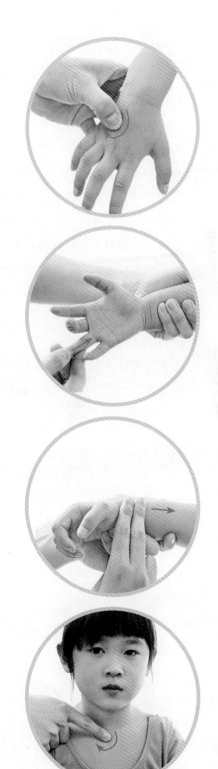

· 饮食宜选择清淡易消化的 ·

因为咳嗽会让宝宝食欲不振，所以饮食要清淡，选择富有营养并易消化和吸收的食物。不宜吃咸鱼、咸肉等含盐量高的食物。甜食也要少吃。可做些清淡味鲜的菜粥、面片汤、羹汤之类易消化的食物。

· 宜多食蔬果多喝水 ·

多食新鲜蔬菜、水果，尤其是含有胡萝卜素的蔬果，如西红柿、胡萝卜等，可补充足够的无机盐及维生素，对感冒咳嗽的恢复很有益处。注意要多给宝宝喝水，充足的水分可帮助稀释痰液，便于咳出。要喝温开水，不能用各种饮料来代替。

· 忌冷饮凉食 ·

咳嗽让宝宝免疫力降低，此时不宜吃冷饮等寒凉食物，不宜吃"发物"，不宜吃海鲜和辛辣食品。海鲜对风热咳嗽影响极大；辣椒、洋葱等辛辣食品会刺激咽喉部，使宝宝咳嗽加重，也不宜吃。过敏体质的宝宝咳嗽时更应忌食上述食物。

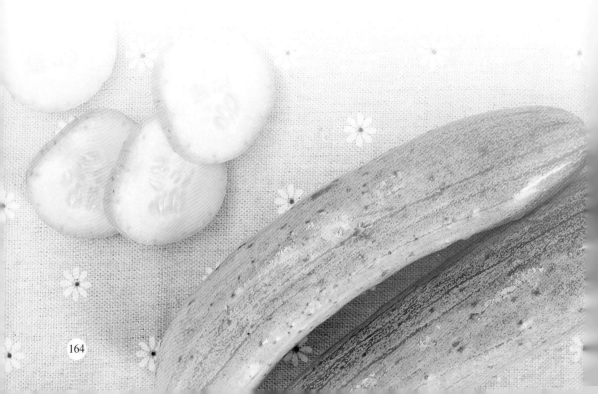

如何护理咳嗽的宝宝？

· 掌握为宝宝排痰的方法 ·

宝宝"咳咳咳"的时候，妈妈经常会给宝宝拍拍背，其实这就是拍痰护理的雏形。具体做法为：在患儿咳嗽的间隙，让患儿侧卧或抱起使之侧卧。家长一手五指稍屈，握成空拳状，轻轻拍打患儿前胸及背部。拍击的力量不宜过大，要从上而下，由外向内，依次进行。每侧至少拍 3～5 分钟，每日拍 2～3 次。

· 保暖，莫受凉 ·

如果宝宝受凉，会加重喉咙不舒服的程度。婴幼儿由于免疫力低，较成人更容易感冒受凉，诱发呼吸系统疾病，如气管炎、支气管炎等。所以家长要做好保暖措施，不要让宝宝受凉。

· 多喝 23℃左右的凉开水 ·

体内缺水，会让宝宝体内的"痰"变得更稠，不容易咳出。此时最简单的办法是多喝水，尤其是 23℃左右的凉开水，对咽喉部有良好的湿润和物理治疗作用。

· 保持室内通风 ·

通通风、透透气，室内温度保持在 18℃～22℃，相对湿度保持在 60%～65%，有利于呼吸道黏膜保持湿润状态和黏膜表面纤毛摆动，从而利于痰的咳出。

· 蒸汽法 ·

将沸水倒入一个广口罐子或茶杯中，抱起宝宝，使其口鼻对着升起的水蒸气呼吸，可使痰液变稀利于咳出，还可减轻气管与支气管黏膜的充血和水肿，从而使咳嗽减轻。操作时务必小心，不要发生烫伤等意外。

· 祛痰为主，慎重用药 ·

儿童用药应非常谨慎，不能随便服用止咳药，以免抑制咳嗽中枢，不利于排痰。可以在医生指导下用药。

腹泻是吃进去的病 调整饮食可调节

腹泻是两岁以下婴幼儿的常见病。宝宝腹泻，是多病原、多因素引起的。主要表现为大便次数增多、性状改变，同时可伴有发热、呕吐、腹痛等症状及不同程度的水、电解质、酸碱平衡紊乱。肠道外感染、滥用抗生素所致的肠道菌群紊乱、过敏、喂养不当及气候因素也有可能引起腹泻。

刨根问底——宝宝为啥拉肚子？ ●

关于腹泻，著名儿科大夫崔玉涛曾在其著作中指出："腹泻是感染性因素或非感染性因素对肠黏膜刺激引起的吸收减少和（或）分泌增多的现象。它是肠道排泄废物的一种自我保护性反应，通过腹泻可以排出病菌等有害物。所以，腹泻并不一定就是坏事。"当宝宝出现腹泻时，重点是找出腹泻的原因，而不是单纯地止泻。

·外因·

家人喂养不当造成宝宝脾胃失调，喂养过饱可引起腹泻，辅食添加不当、短时间添加的种类太多、一次喂得太多、添加了不容易消化的食物等均可能引起腹泻。宝宝体质较弱，神经系统调节体温的能力差，遇到季节交替或天气变化大、气温不稳定时一旦肚子受凉，也会引起腹泻。

·内因·

宝宝对食物过敏，或者乳糖不耐受，或者胃肠功能脆弱引起感染，例如轮状病毒感染引起的腹泻。

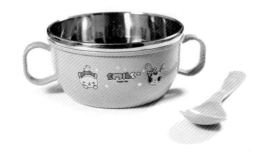

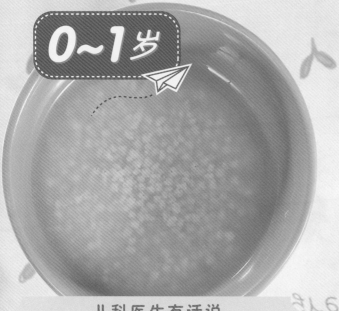

0~1岁

儿科医生有话说

　　苹果含有的果酸能吸附毒素，含有的鞣酸具有收敛作用，故适宜消化不良引起腹泻者食用。

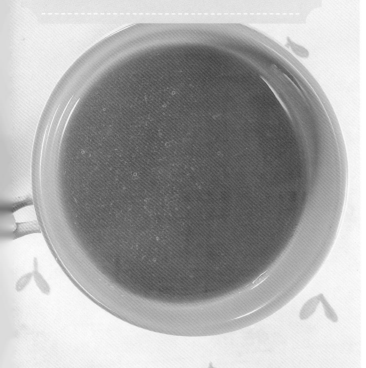

焦米糊+煮苹果水

JIAO MIHU + ZHU PINGGUOSHUI

● 材料

小米适量

● 做法

　　将小米研成末后置于净炒锅内，用文火炒至焦黄，加适量水煮成糊状，待温后服下，每日 2 ～ 3 次，有促进有害物质排出、止泻的功效。

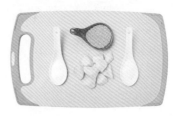

● 材料

① 苹果 1 个
② 盐 0.8 ～ 0.9 克
③ 白糖 5 克

● 做法

　　苹果洗净，去核切碎，加盐、白糖和 250 毫升水一起煎成汤。

● 用法

　　分 2 ～ 3 次饮用。

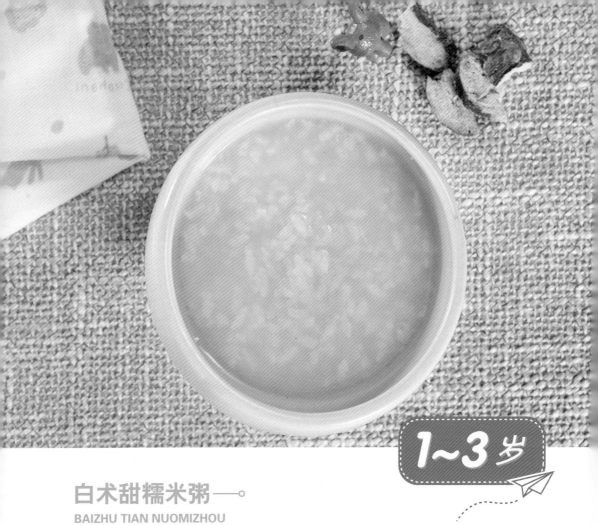

白术甜糯米粥
BAIZHU TIAN NUOMIZHOU

● **功效**

适宜风寒引起的腹泻。

● **材料**

① 糯米 30 克
② 白术 12 克
③ 冰糖适量

● **做法**

将糯米放入干净的空炒锅中，小火稍微炒一炒。白术加水煮 15 分钟，去渣取汁，加入糯米煮成粥即可。

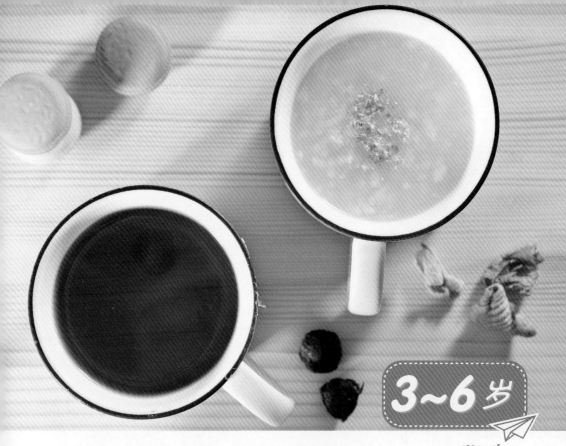

乌梅葛根汤 + 鸡内金山药糯米粥

WUMEI GEGENTANG + JINEIJIN SHANYAO NUOMIZHOU

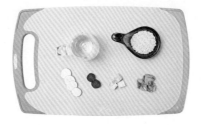

● **材料**

1 乌梅 10 个
2 葛根 10 克

● **材料**

1 鸡内金 1 个
2 山药 30 克
3 糯米 50 克

● **做法**

取乌梅、葛根放入砂锅，加250 毫升水，大火煮沸后改小火煮 20 分钟，去渣，分次饮用。

● **做法**

先将鸡内金、山药分别炒香，研成末后混匀，每次取 5 克，放入砂锅中，加适量清水，再把淘净的糯米放入砂锅，一起煮成粥食用。

● **用法与功效**

每天一次，病好为度。适用于脾虚引起的腹泻。

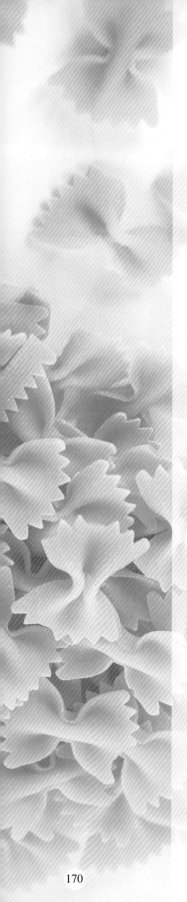

· 忌 ·

忌喝鸡汤等荤汤，忌吃鸡蛋、肉、鱼、虾等高蛋白质食物。因为患腹泻的宝宝肠道腐败作用很强，大量蛋白质的摄入会加剧腹泻。

忌牛奶、酸奶。牛奶、酸奶在肠道内会导致胀气，使肠蠕动增强而加剧腹泻，故不宜食用。6月龄到1岁的尚未断奶的宝宝如发生腹泻，可以喝专门的腹泻奶粉冲泡的牛奶。1岁以上已断奶的宝宝可喝些米汤、稀饭，帮助恢复消化系统功能。

忌糖。糖进入肠道内常会引起发酵而加重胀气，所以宝宝腹泻期间，应不吃或少吃糖。

忌食刺激性食物，如辛辣味食物、各种冷饮等。

忌食易发酵或产气的食物，如蔗糖、牛奶、豆制品、凉拌菜、红薯等。

忌食滑肠及促进肠蠕动的食物。香蕉有滑肠作用；富含膳食纤维的食物有促进肠蠕动的作用，例如菠萝、西瓜、青菜、白菜、毛笋、辣椒、韭菜、红薯等。

· 宜 ·

宜少吃多餐。宝宝腹泻时胃肠道功能下降，少吃多餐能帮助减轻肠胃的负担。

宜在宝宝腹泻初期给他准备清淡的流质食物，如温的鲜榨果汁、米汤、菜汤、面片汤等，帮助他补充水分和维生素，预防脱水，维持体内电解质平衡。

宜在宝宝腹泻症状缓解后给他准备低脂、细软、容易消化的半流质食物，如小米粥、藕粉羹、烂面条等，帮助他补充营养，恢复体力。

宜在腹泻基本停止后给宝宝准备低脂少渣的半流质食物或软食，如面条、粥、馒头、软米饭等，逐渐过渡到正常饮食。

如何护理腹泻的宝宝？

1. 要调节好宝宝的饮食，以减轻肠胃的负担。母乳喂养的妈妈饮食要清淡，忌生冷、少油腻；宝宝宜吃好消化的食物，还应多补充水分。宝宝持续腹泻时流失的钾和钠比较多，白开水中并不含这些成分，可以给宝宝服用口服补液，帮助补充丢失的电解质，让宝宝尽快恢复体力。

2. 注意腹部保暖。宝宝腹部容易受凉，而患有腹泻的宝宝肠蠕动本已加快，如腹部再受凉则肠蠕动更快，从而加重病情。

3. 要注意保护好宝宝的臀部。宝宝拉大便的次数多了，容易造成肛周皮肤红肿甚至溃破。建议在保证宝宝不受凉的前提下，尽量不要把小屁股包得太严，清洗屁股时尽量轻一些，以免宝宝细嫩的皮肤破损。

4. 可以给宝宝推脊，或者沿着宝宝肚脐眼周围逆时针方向揉腹，帮助宝宝肠胃恢复健康。

推脊法：家长右手中指放在宝宝脊柱尾骨处，食指和无名指紧贴脊柱旁的皮肤，三根手指一起沿脊柱向上略用力推，一直推到脊柱顶端，重复此动作，持续时间5分钟，早晚各做一次。

5. 对于还在吃奶阶段的宝宝，可暂时把奶粉冲得稀一点，等宝宝康复后再逐渐增加至正常浓度。如果是添加了辅食的宝宝，要尽量吃清淡点，暂时不要吃不容易消化的食物、寒凉食物、辛辣食物。

6. 可以适当添加益生菌，帮助宝宝肠道恢复健康。

7. 若宝宝腹泻严重，且饮食及居家调理无效，需尽快就医。

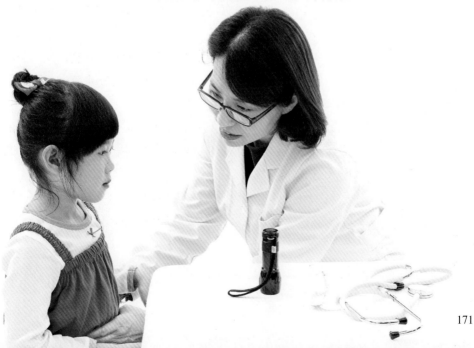

便秘不是病 食疗按摩效果好

慧眼识症——宝宝生病早发现

宝宝便秘是指大便干燥、坚硬、秘结不通、排便时间间隔久，或虽有便意而排不出。便秘是让人很痛苦的一件事，看到宝宝被便秘折磨，家长肯定又心疼又着急。而且，如果宝宝便秘不及时治疗的话，不仅会影响食欲和营养的吸收，更有可能影响宝宝的记忆力和智力的发育。

刨根问底——宝宝为啥会便秘？

·胃肠积热是宝宝便秘的重要原因·

在中医理论中，热就是火，胃肠积热说白了就是宝宝的胃肠里有火了。那火是从哪儿来的呢？从不健康的生活方式或饮食结构中来的。如果宝宝生活没有规律，中午不睡觉，晚上十一二点了还在玩，那肯定要上火了。还有如果宝宝喝水太少，饮食过于精细，不爱吃蔬菜水果，喜欢吃肉以及甜腻或油炸食物，暴饮暴食，再加上宝宝本身脾胃弱，吃下去的食物无法及时消化，积存在胃里就会腐败，发酵生热，造成胃火。胃与肠相连，胃火向下传到大肠，大肠也有火了，火热会灼伤大肠内的津液，大便就会变得很干燥、很硬，不容易排出而导致便秘。

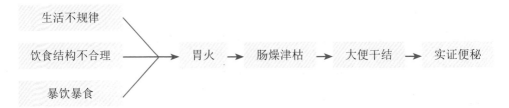

生活不规律
饮食结构不合理 ⟶ 胃火 ⟶ 肠燥津枯 ⟶ 大便干结 ⟶ 实证便秘
暴饮暴食

·宝宝脾虚也可导致便秘·

我们知道，脾主肌肉，肠道的蠕动也要靠肠道肌肉的力量，但宝宝脾胃尚虚弱，如果家长再不知道如何养护宝宝的脾胃，宝宝的脾胃功能会更差。这样一来，大肠的传导功能失常，那么消化后的食物残渣、糟粕等就会停滞在大肠内，而形成便秘。这类便秘在中医学里叫虚证便秘，它和实证便秘不同，粪质并不干硬，宝宝也有便意，但就是不易排出来，要费很大的力气。

脾胃虚弱　➡　运化无力　➡　大肠传导功能失常　➡　糟粕内停　➡　虚证便秘

当然，宝宝便秘除了与脾胃有关，一些肠管肛门器质性病变也会导致便秘，比如肛门直肠畸形（闭锁或狭窄）、肛裂、肠梗阻、肠套叠等。所以，当宝宝出现便秘后，首先要排除这些器质性病变，然后再从脾胃入手，杜绝宝宝便秘。

· 如何判断宝宝是不是便秘了？ ·

便秘对宝宝的危害很大，比如可以造成腹胀、呕吐、呼吸困难、食欲不振或进食困难，严重的便秘还可引起发育缓慢，甚至停滞等，所以，家长们要注意观察宝宝的大便情况，及早发现，及早治疗。但是，很多家长拿不准宝宝是不是便秘了，因为有的宝宝两三天一次大便，有的一个星期才一次，那么什么样的频率才算是正常的？达到了一个什么程度才算是便秘呢？

其实，关于宝宝排便的频率和次数有很大的差异，一般两三天排一次便，或者一天排两三次便，都是正常的。如果是新生儿，那就更多了，母乳喂养的婴儿每天大便2～5次，有时可达7～8次；人工喂养的婴儿大便每天至少1～2次。只要大便性状及量基本正常，排便过程不是十分费力，宝宝的食欲、全身状态以及体重增加等均无异常，就不需要担忧。那么，宝宝出现什么情况时才算便秘呢？大家可以通过下面的表格来了解一下。

观察重点	便秘的症状表现
大便的次数	比平时减少，甚至3天以上都没有大便
大便的量及质地	量少，发硬，颜色发黑或者发灰，像羊粪球
宝宝的食欲	吃得比原来少，没胃口，甚至呕吐
是否腹胀	肚子胀，敲一敲会嘣嘣响，有时宝宝会喊肚子痛
排便时是否费力	显得很费力，小脸憋得通红，甚至会导致肛裂出血

· 实证便秘 ·

　　燥热内结引起的便秘是实证，多因宝宝饮食不节、乳食停滞，导致大便干燥、坚硬，造成宝宝腹胀、腹痛，烦躁不安，且有口臭症状。另外，手足心热，小便短赤且少，也是燥热内结引起便秘的主要症状。治疗上以清热润燥、润肠通便为宜。

火龙果泥——
HUOLONGGUONI

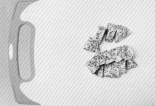

● 材料

火龙果 200 克

● 做法

　　将火龙果去皮洗净，切成块，放到料理机中打成泥状即可。

● 功效

　　可养血润燥、通腑泻热、润肠通便，适用于热结便秘。

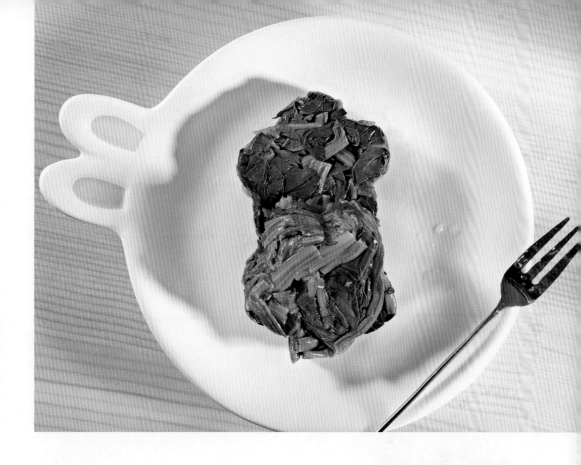

麻油菠菜——○
MAYOU BOCAI

1~3 岁

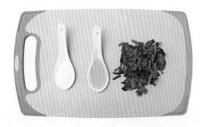

● **材料**

① 菠菜 200 克
② 麻油适量
③ 盐适量

● **做法**

① 锅内加水烧沸，菠菜去根洗净，放入
沸水锅中烫约 3 分钟，捞出过凉水，
放入盘中。

② 加入麻油和盐拌匀即可。

● **用法**

每日两次，连食数日。

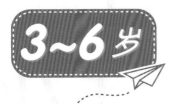

3~6岁

白萝卜汤
BAILUOBOTANG

● 材料

① 白萝卜 250 克
② 盐少许

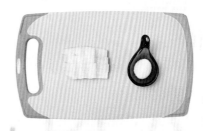

● 做法

白萝卜洗净，切成块，放入锅中，加适量水煮烂，加盐调味。佐餐，让宝宝喝汤吃萝卜。

● 功效

可补充水分和膳食纤维，促进肠胃蠕动。

气虚脾弱引起的便秘是虚证便秘，症状表现为大便艰涩难解，或者先为干便，后面大便稀软或者黏滞，腹胀，食欲不佳，精神不振，面色萎黄。治疗上以益气补血、宽肠通便为宜。

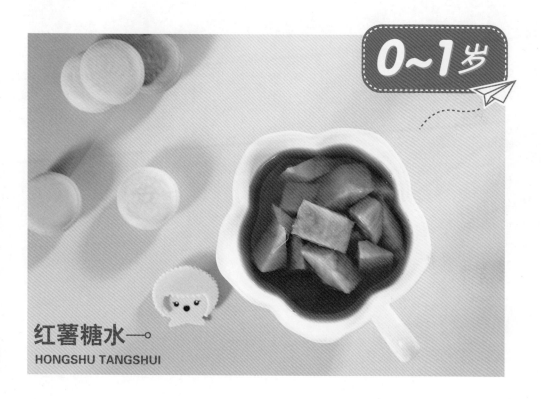

0~1岁

红薯糖水
HONGSHU TANGSHUI

● **材料**

① 红薯 500 克
② 姜 1 块
③ 红糖适量

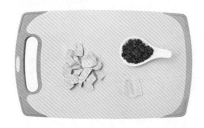

● **做法**

① 将红薯洗净，去皮，切成小块，用清水浸泡半个小时，浸泡时需换几次水。

② 将 3 杯水及生姜放入锅内烧开，然后放入红薯块。

③ 慢火熬煮约 30 分钟，加入红糖调味即可。

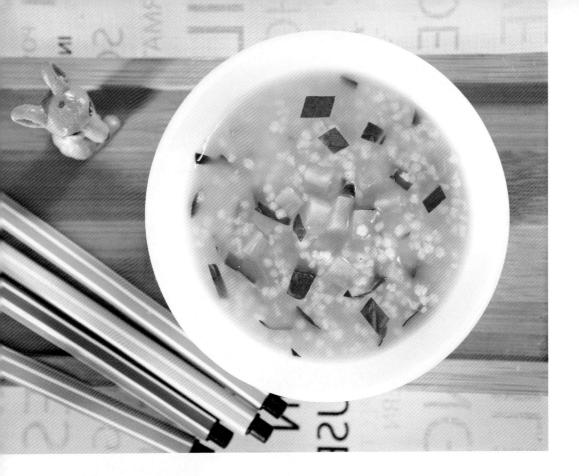

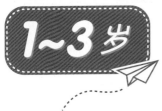

什锦蔬菜粥

SHIJIN SHUCAIZHOU

● **材料**

① 小米 100 克

② 红薯 100 克

③ 菠菜适量

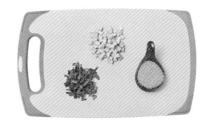

● **做法**

① 先将小米洗净，浸泡 20 分钟；红薯洗净，去皮切成小丁；菠菜洗净，沥干水，切碎备用。

② 把小米和红薯放入冷水或冷高汤中煮成稀饭，煮好后放入菠菜，再煮开即可关火，晾温后服用。

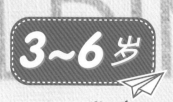

HOUSE

INNOVATION

HOUS

香蕉大米粥
XIANGJIAO DAMIZHOU

● 材料

① 香蕉 1 根
② 大米 100 克

● 做法

1 大米淘洗干净，放入锅里，加入适量水熬成粥。
2 香蕉剥去皮，切成薄片，然后放入粥内搅匀，继续煮 10 分钟就可以了。佐餐食用。

儿科专家其他妙方推荐

对脾虚便秘的患儿来说，适宜的推拿手法有补脾经、清大肠、运水入土、揉内八卦、推三关、摩腹、推下七节骨、捏脊等。

·补脾经·

定位 拇指的指腹螺纹面。

操作 家长一手握住宝宝的拇指，用另一只手拇指指腹顺时针方向按摩宝宝拇指的螺纹面，边按摩边向指根方向推，连推300次。

功效 健脾胃，补气血。

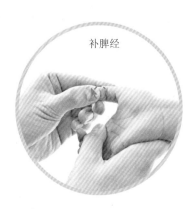

补脾经

·清大肠·

定位 食指桡侧由指尖至虎口的直线。

操作 家长一手持患儿手，用另一只手拇指指腹由患儿手虎口推至指尖，连推200次。

功效 清热、利湿、通便，主治便秘。

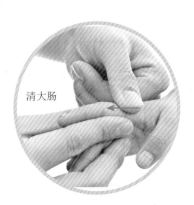

清大肠

·运水入土·

定位 小指指尖螺纹面（指腹）为肾水穴，拇指指尖螺纹面（指腹）为脾土穴。

操作 家长用左手拿住宝宝手腕，使其掌心向上，用右手拇指指腹由肾水穴起，沿手掌边缘，推至脾土穴。推运100～300次。

功效 健脾助运，润燥通便。用于脾胃虚弱所致的完谷不化、腹泻痢疾、便秘、疳积等。

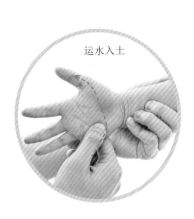

运水入土

· 揉内八卦 ·

定位　以手掌心内劳宫穴为圆心，以内劳宫穴至指根的2/3为半径画出的圆即为内八卦。

操作　家长用左手握住宝宝的手，使掌心向上，用右手拇指指腹沿着内八卦做环形推动，每次2～4分钟。

功效　宽胸利膈，理气化痰，行滞消食。

· 推三关 ·

定位　在前臂桡侧，自腕横纹至肘横纹成一条直线。

操作　家长一手扶住宝宝的手，另一只手食指和中指并拢，沿着宝宝前臂桡侧，自腕横纹向肘横纹方向推100～300次。

功效　补虚扶弱，通过对脏腑功能的调节，有利于宝宝脏腑功能的恢复。

· 摩腹 ·

定位　以肚脐为中心的整个腹部。

操作　宝宝仰卧，家长把双手搓至温热，以掌部或四指指腹着力，以宝宝肚脐为中心，按顺时针方向做环形摩揉，力量要保持均匀，每次摩揉3分钟。

功效　健脾助运，缓解宝宝便秘。

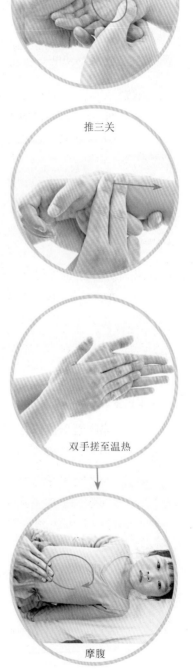

揉内八卦

推三关

双手搓至温热

摩腹

· 推下七节骨 ·

定位 位于后背，从第四腰椎（命门，与肚脐相对的位置）至尾椎骨末端成一直线。

操作 宝宝俯卧，家长用拇指桡侧或食指、中指指腹自上而下做直线推动，连推150～300次。

功效 泻热、导滞、通便，可辅助治疗宝宝便秘。

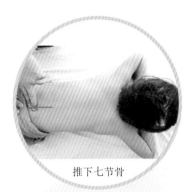
推下七节骨

· 捏脊 ·

定位 自颈以下的整个脊柱。

操作 宝宝俯卧，家长将拇指指腹与食指、中指指腹对合，拇指在后，食指、中指在前，自腰骶开始，沿脊柱交替向前捏捻皮肤；每向前捏捻三下，用力向上提一下，至大椎为止，然后以食指、中指、无名指端沿着脊柱两侧向下梳抹；每提捻一遍随后梳抹一遍。重复5～10遍。还有一种手法是两手的中指、无名指和小指握成半拳状，食指半屈，侧面与拇指对合，拇指在前，食指在后，向前捏捻。在操作时，所提皮肤多少和用力大小要适当，而且要直线向前，不可歪斜。

功效 强健脾胃的消化吸收功能，改善宝宝疳积、消化不良、食欲不振等症。

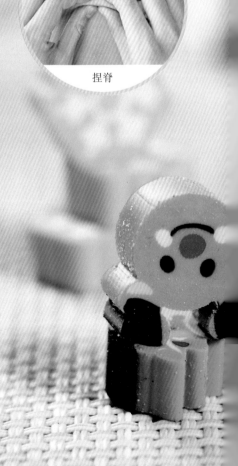
捏脊

如果是热证便秘、实证便秘，在饮食上要注意多吃些新鲜蔬菜、水果、粗粮等含膳食纤维丰富的食物，还要多喝温开水，可以让便秘的宝宝每天早晨喝一杯淡盐水；避免碳酸饮料和冰冻食物的摄入，辛辣刺激、肥甘厚腻的食物更要避免摄入。

对于脾胃虚弱引起的便秘，宝宝要多吃一些健脾益胃、益气补血的食物，比如山药、小米、红薯、粳米等；对于伤脾胃的生冷食物，包括蔬菜、水果等，都要少给宝宝吃，冷饮要坚决杜绝。多给宝宝吃暖食。

如何护理便秘的宝宝？

· 饮食调理，养好脾胃 ·

◎ 1 岁以下的小婴儿，脾胃功能发育不全，肠蠕动缓慢，主食又以乳品为主，经消化后产生的残渣少，自然缺乏大便。有些牛奶中糖量不足，或者蛋白质过高，也容易导致大便干燥。所以，到 4～6 月龄时要及时、科学地添加辅食。

◎ 1 岁以上的宝宝，有了一定的咀嚼能力，消化能力也逐步增强，家长可让宝宝多吃点新鲜蔬菜、水果和粗粮，比如香蕉、橘子、藕、白菜、韭菜、玉米、燕麦等，以增加肠道内的纤维素，促进胃肠蠕动，起到润肠、防便秘的作用。

· 帮助宝宝养成良好的排便习惯 ·

一般来说，宝宝 1 岁半以后，家长就可以有意识地培养他的排便习惯了。家长可以把早餐后 1 小时作为宝宝固定的排便时间。开始时，家长可以陪伴宝宝排便，每次 10 分钟左右，渐渐帮助宝宝养成定时如厕的习惯。

· 保证宝宝的活动量 ·

宝宝缺乏运动也容易导致便秘，因此，家长要保证宝宝每日有一定的活动量。对于还不能独立行走、爬行的小宝宝，家长要多抱抱他，或给他揉揉小肚子。会走会跑了以后，家长可以引导宝宝多做些散步、跑、跳之类的有氧运动。

宝宝积食 喂养不当惹的祸

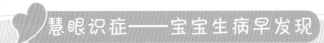

积食，在中医学中又名食积，主要是指宝宝乳食过量，损伤脾胃，使乳食停滞于中焦所形成的胃肠疾患，也就是西医常说的胃肠功能紊乱，在婴幼儿中发病率很高。特别是上了幼儿园的宝宝，隔三岔五就会出现积食的问题。

刨根问底——宝宝为啥易积食？

·宝宝管不住嘴·

宝宝的自控能力差，尤其是 3 岁以下的宝宝，还不具备自我控制的能力，只要见到自己喜欢吃的东西，就不住嘴地吃。特别是逢年过节，大鱼大肉、零食、饮料等很多，家长忙于应酬，一不留神，宝宝就吃了很多，无形中加重了肠胃负担，导致积食的发生，宝宝的免疫力也因此下降，容易受外邪入侵而生病。我邻居家的宝宝有一次过完春节就病了，据家长说，春节的时候，宝宝天天跟着大人走亲访友，大人们这个帮他夹肉吃，那个喂他两口饭，让他吃了一肚子肉和零食。晚上又玩到很晚，睡觉时踢了几次被子，结果第二天早上就又发烧又呕吐。我当时用手轻轻敲了敲宝宝的肚子，"嘣嘣"直响，很明显这是积食了，生病发烧也是积食闹的。

·喂养不当·

门诊的时候有的家长跟我说："我觉得没给宝宝吃多少饭啊？怎么就积食了呢？"没给宝宝多吃并不等于宝宝就吃得少，因为现在可供宝宝吃的食品种类太多了，家长为了给宝宝增加营养，这也给宝宝吃点，那也给宝宝吃点，结果导致宝宝的小嘴可能一天都闲不下来，可家长却觉得好像没给宝宝吃多少。每样没多少，加在一起就很多了。宝宝一旦吃多了，脾胃功能就会受损，积食就形成了。其他毛病也随之而来。

快速判断宝宝是否积食了 ●

既然宝宝积食的危害这么大，那么家长们要如何判断宝宝是不是积食了呢？家长可按照以下流程逐步检查进行判断：

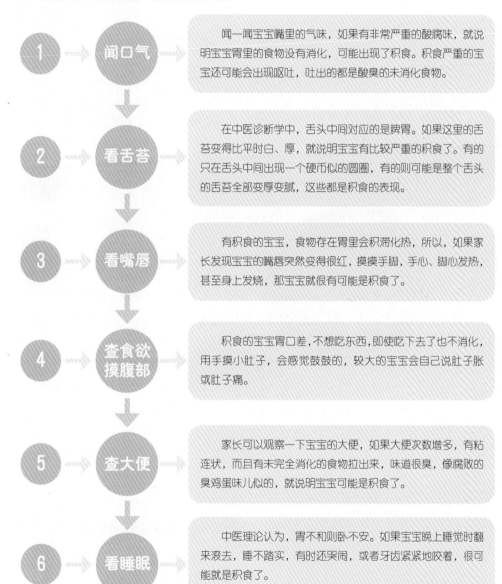

1 闻口气　闻一闻宝宝嘴里的气味，如果有非常严重的酸腐味，就说明宝宝胃里的食物没有消化，可能出现了积食。积食严重的宝宝还可能会出现呕吐，吐出的都是酸臭的未消化食物。

2 看舌苔　在中医诊断学中，舌头中间对应的是脾胃。如果这里的舌苔变得比平时白、厚，就说明宝宝有比较严重的积食了。有的只在舌头中间出现一个硬币似的圆圈，有的则可能是整个舌头的舌苔全部变厚变腻，这些都是积食的表现。

3 看嘴唇　有积食的宝宝，食物存在胃里会积滞化热，所以，如果家长发现宝宝的嘴唇突然变得很红，摸摸手脚，手心、脚心发热，甚至身上发烧，那宝宝就很有可能是积食了。

4 查食欲摸腹部　积食的宝宝胃口差，不想吃东西，即使吃下去了也不消化，用手摸小肚子，会感觉鼓鼓的，较大的宝宝会自己说肚子胀或肚子痛。

5 查大便　家长可以观察一下宝宝的大便，如果大便次数增多，有粘连状，而且有未完全消化的食物拉出来，味道很臭，像腐败的臭鸡蛋味儿似的，就说明宝宝可能是积食了。

6 看睡眠　中医理论认为，胃不和则卧不安。如果宝宝晚上睡觉时翻来滚去，睡不踏实，有时还哭闹，或者牙齿紧紧地咬着，很可能就是积食了。

以上情况不一定同时出现，家长只要对这些症状有所了解，当宝宝出现其中的某些症状时，能及时发现，并做出判断，就能及早采取措施。

陈皮山楂水
CHENPI SHANZHASHUI

● **材料**

① 陈皮 5 克
② 干山楂 10 克

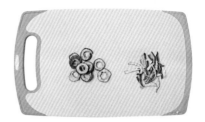

0~1岁

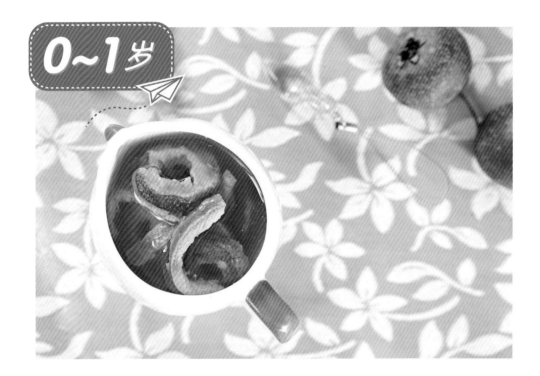

● **做法**

① 将陈皮、山楂分别洗净，备用。
② 将山楂放入锅中，加入适量清水，大火煮开，转小火煮至汤色变深。
③ 加入陈皮，再煮一会儿即可。

儿科医生有话说

这道汤水气味芳香，可醒脾、行气、消食化滞。如果宝宝吃多了，出现积食气滞，如打饱嗝儿、嘴里有味儿等，喝这个水效果特别好。

糖炒山楂
TANGCHAO SHANZHA

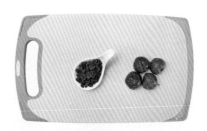

● **材料**

① 鲜山楂 200 克

② 红糖（或白糖、冰糖）适量

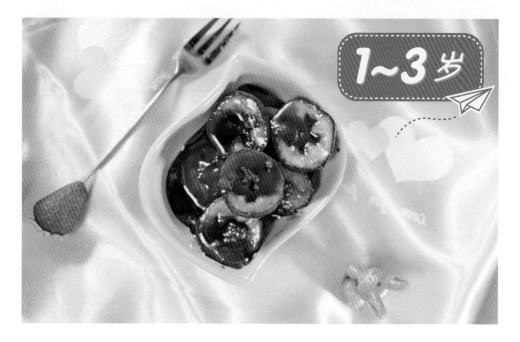

● **做法**

① 将山楂洗净，去核，备用。

② 净炒锅置火上，放入适量红糖（如果宝宝有发热的症状，可改用白糖或冰糖），用小火炒化，炒的过程中可加少量水，以防止炒焦。

③ 放入山楂，再炒 5 ～ 6 分钟，闻到酸甜味即可。

儿科医生有话说

山楂能增加消化酶，促使脂肪的分解和消化，饭后让宝宝吃几粒，可以健脾、开胃、消食，能消一切饮食积滞，对宝宝因摄入脂肪过多所引起的积食或消化不良疗效甚佳。

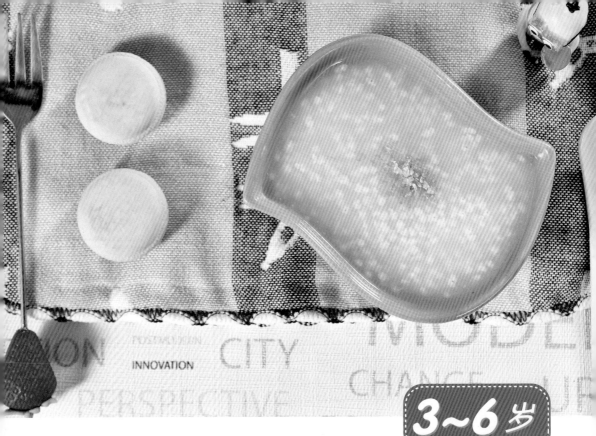

3~6岁

山药内金粥
SHANYAO NEIJINZHOU

● **材料**

① 山药（干品）20 克

② 鸡内金（干品）9 克

③ 小米 150 克

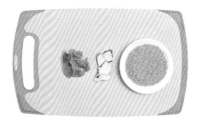

● **做法**

① 将山药、鸡内金一起研为细末，小米淘洗干净。

② 将药末与洗净的小米一起放入锅中，加入适量清水，大火煮沸，转小火熬煮至米烂粥稠即可。

● **用法**

每日 1 次，3～5 天为 1 个疗程。

儿科医生有话说

补脾养胃，消食化积，对宝宝积食所致的脾胃虚弱、消化功能下降有很好的疗效。

儿科专家其他妙方推荐

· 宝宝推拿疗法能有效调脾胃，消积食 ·

· 揉板门 ·

定位 板门穴位于手掌面大鱼际平面。

操作 家长用拇指指腹按揉宝宝的板门穴，使该处皮下组织随手指的揉动而滑动，不要在皮肤上摩擦，顺时针、逆时针都可以，揉 100 ～ 200 次。操作时，也可用一手扶住宝宝的手，另一只手拇指按揉。

功效 健脾和胃、消食化滞、运达上下之气，用于乳食停滞、食欲不振、腹泻、呕吐等症。

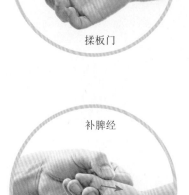

揉板门

· 补脾经 ·

定位 拇指末节螺纹面（拇指指腹）。

操作 将宝宝拇指微屈，家长用拇指侧面或指腹沿着宝宝拇指的侧面，从指尖一直推到指根，推 100 ～ 300 次。用力宜柔和均匀，推动时要有节律。

功效 健脾胃，补气血。主治消化不良、疳积、呕吐等症。

补脾经

· 清大肠 ·

定位 食指桡侧指端和虎口之间的直线。

操作 家长一手持患儿手，用另一只手拇指指端由虎口推至指端，连推 200 次。

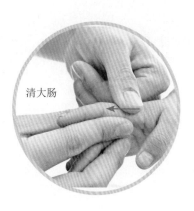

清大肠

功效 清热、利湿、通便，主治肺热咳痰、便秘。

· 推三关 ·

定位 在前臂桡侧，自腕横纹至肘横纹成一条直线。

操作 家长一手扶住宝宝的手，另一只手食指和中指并拢，沿着宝宝前臂桡侧，自腕横纹向肘横纹方向推100～300次。

功效 补虚扶弱，调节脏腑功能，有利于宝宝脏腑功能的恢复。

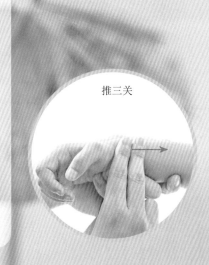

推三关

退六腑

· 退六腑 ·

定位 前臂内侧缘（小指侧），由肘横纹头至腕横纹头。

操作 家长一手持患儿手，用另一只手拇指指腹自肘横纹头向腕横纹头推300次。

功效 退脏腑实热。主治一切热证，如咽喉肿痛、大便干燥、高热等。

中药填脐法

材料：玄明粉 3 克，胡椒粉 0.5 克。

制作：将以上两味药一起研成细末，备用。

选穴：神阙穴（肚脐眼）

操作：研好的药末填入患儿的肚脐中，外盖油布或油纸，覆盖消毒纱布，用胶布固定。

用法：每日换药 1 次。

功效：醒脾开胃，泻热通便。用于宝宝积食较重之实证，如不思饮食、大便秘结等。

病从口入亦可口出——饮食有宜忌

1. 症见过量饮食，伴腹胀、嗳气、口臭、大便恶臭或不通等属饮食积滞者。

宜食：助消化导滞的食物，如麦芽、山楂、荸荠、萝卜、梨等。

2. 症见厌食日久、腹胀、神疲、大便溏软等脾虚积滞者。

宜食：健脾食物，如山药、扁豆、薏苡仁、芡实、猪肚、猪脾等。

忌食：油腻、干硬、难以消化的食物。

如何护理积食的宝宝？

1. 调整饮食结构：给宝宝多吃些易消化、易吸收的食物，不要一味用高热量、高脂肪的食物去补充营养。

2. 三餐定量：给宝宝安排一日三餐要定时定量，饥一顿饱一顿会影响消化系统正常运转。

3. 睡醒后的 1 小时内不要进食：因为胃肠等内脏从休息状态运转到正常状态需要一点儿时间，这时候最好不要给它们增加负担，否则就容易造成积食。

4. 平时给宝宝多做一些腹部的按摩，促进胃肠蠕动。

5. 稍大一些的宝宝可以培养运动爱好，多进行锻炼。养成饭后散步的好习惯。

宝宝肺炎易反复 护理得当宝宝安

慧眼识症——宝宝生病早发现

宝宝肺炎是最常见的一种呼吸道疾病，很多宝宝都得过肺炎，如果治疗不彻底，很容易反复发作，引起多种重症并发症，影响宝宝发育，甚至还可能有性命之忧，因此一提起肺炎，家长都谈虎色变。

肺炎是儿童常见病中比较严重的一种，早发现、早治疗很重要。但是，肺炎早期的症状不明显，与感冒的症状也很相似，有些家长甚至医生都会把肺炎当成普通感冒来治，结果延误了治疗，反而使病情更加严重。

刨根问底——小宝宝为啥动不动就得肺炎？

·先天性的致病因素·

通过多年的临床经验，我发现，通常反复得肺炎的宝宝都有一定的特殊性，大多数存在基础疾病，这其中最常见的就是呼吸系统先天性异常或畸形，比如气管狭窄、支气管憩室、气管支气管软化症等。其次是先天性心脏病、哮喘、免疫缺陷病等。这些先天性疾病都可能引起宝宝呼吸困难，导致呼吸系统的反复感染。所以，如果宝宝经常得肺炎，就一定要带他到医院进行详细检查，看看有没有这些先天性的致病因素。如果有，就赶紧治疗，不然对宝宝身体发育的危害会更大。

·脾肺不足，抵抗力差·

如果经过检查，宝宝没有先天性的基础疾病，那就是脾、胃和肺的问题了。宝宝身体尚未发育成熟，尤其是脾常不足，如果家长不知道怎么养护宝宝的脾胃，喂养失当，比如饮食结构不合理，饮食没规律，饥饱不均，过食生冷、肥甘厚腻的食物，户外运动少等，都可能让宝宝出现积食、消化不良等脾胃问题，使脾胃功能更加虚弱。脾胃虚弱的宝宝正气必然不足，对病邪的抵抗力就低，而宝宝肺炎又大多是由细菌、病毒引起的，这样一来，宝宝就很容易感受外邪而致病。

火龙果银耳雪梨汤

HUOLONGGUO YINER XUELITANG

● 材料

① 火龙果 1 个
② 银耳 30 克
③ 雪梨 200 克
④ 青豆 15 克
⑤ 枸杞 15 粒
⑥ 冰糖适量

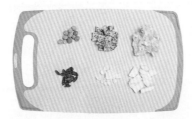

● 做法

① 银耳泡发，择洗干净，撕成小朵；火龙果取果肉切块，果壳待用；雪梨去皮去核，切块。

② 将火龙果块、雪梨块同银耳、冰糖一起放入锅中，加适量清水，用小火炖 1 个小时。

③ 将青豆和枸杞煮熟。

④ 将炖好的汤稍晾后盛入火龙果壳中，撒上青豆、枸杞即可。

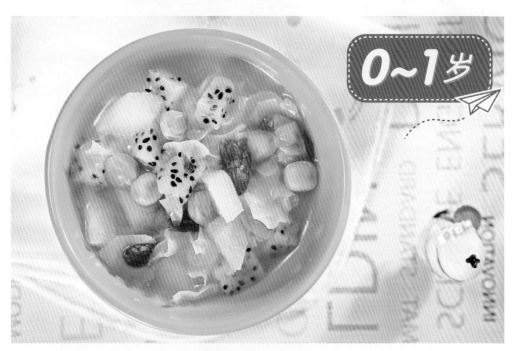

0~1岁

儿科医生有话说

　　火龙果含丰富的维生素 C 和膳食纤维，可促进肠蠕动，有清肠、通便的功效；雪梨可除烦解渴，清肺润燥；银耳能补脾开胃，滋阴润肺，增强免疫力。宝宝常饮此汤，可预防肺炎。

胡萝卜鸡蛋羹

HULUOBO JIDANGENG

● 材料

1. 胡萝卜1根
2. 鸡蛋1个
3. 牛奶适量
4. 盐少许

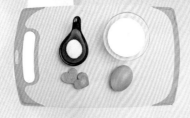

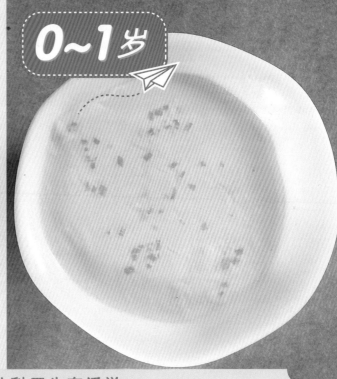

儿科医生有话说

胡萝卜入肺、脾经，具有健脾消食、润肠通便的作用；鸡蛋入肺、脾、胃经，可滋阴润燥、补虚养血；牛奶富含蛋白质、钙。经常给宝宝食用此羹，可起到健脾养胃、滋阴润肺的作用，对预防宝宝肺炎有帮助。

● 做法

1. 鸡蛋打入碗中，加入少许盐搅打匀。
2. 再倒入适量牛奶，搅拌均匀。
3. 胡萝卜洗净，切成小丁。
4. 将胡萝卜丁放入牛奶鸡蛋液中搅匀，放入锅中蒸15分钟即可。

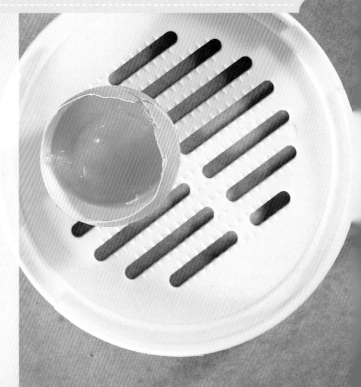

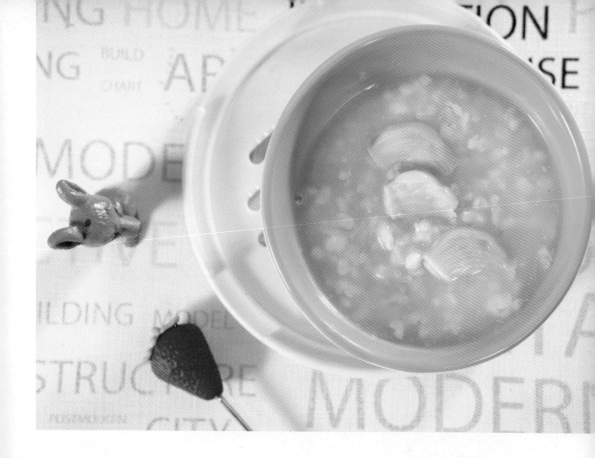

大蒜粥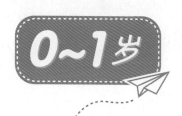
DASUANZHOU

● **材料**

① 紫皮大蒜 30 克
② 粳米 100 克

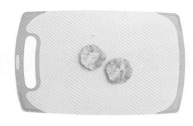

● **做法**

　　大蒜去皮，将蒜放入沸水锅中煮 10 分钟后捞出，然后将粳米放入煮蒜水中，煮成稀粥，再将蒜放入粥内，再煮片刻即成。

● **用法与功效**

　　早晚趁温热食用。用于肺炎霉菌感染者。

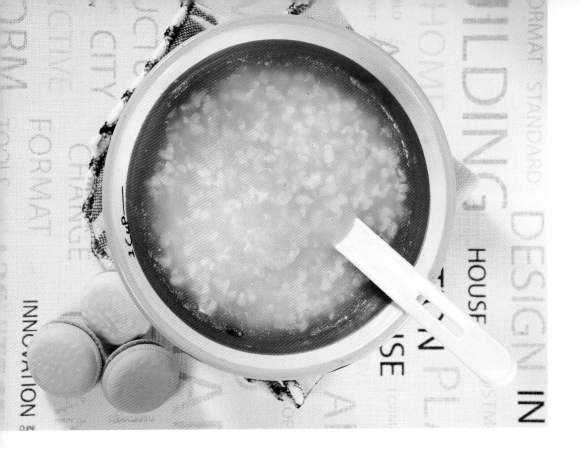

1~3 岁

杏仁粥 —○
XINGRENZHOU

● 材料

❶ 杏仁 10 克

❷ 粳米 50 克

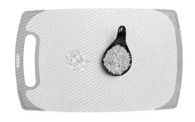

● 做法

　　将杏仁加水煮 15 分钟，去渣留汁，加粳米煮粥即可。

● 功效

　　宣肺化痰。

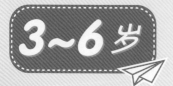

鱼腥草芦根汤

YUXINGCAO LUGENTANG

● 材料

① 鱼腥草 30 克
② 芦根 30 克
③ 红枣 12 克

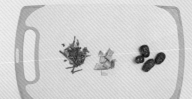

● 做法

　　将三种材料加水煮 30 分钟即可。

● 用法与功效

　　趁温热饮用，有清热化痰作用。

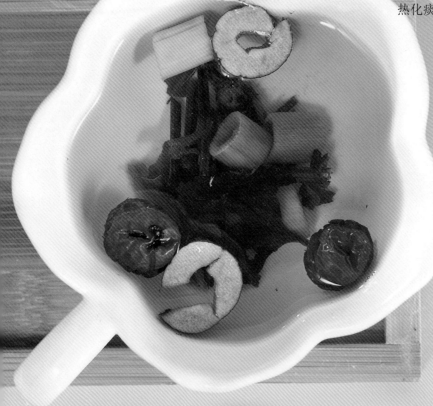

儿科专家其他妙方推荐

　　在宝宝肺炎的恢复期，肺部的湿啰音不容易消失，需要继续调治。而肺炎湿啰音密集处通常是以肩胛下角和脊柱两旁最为多见，此处正是人体气管、支气管和肺所在部位。

　　下面的方子是我在临床上常用的，效果很好，所需中药材在药店都能买到，家长们不妨一试。

白 芥 子 散

材料：白芥子、白附子、白胡椒、细辛、延胡索各 100 克。

制作：以上中药混合研细末，装瓶备用，每次取适量药末，用姜汁、醋调成钱币大小的药团。

选穴：肺俞穴或阿是穴（啰音密集区）

操作：贴敷于穴位，用活血止痛膏固定。

用法：婴儿 3 ～ 5 小时，幼儿 6 ～ 8 小时，每日 1 次。

功效：利气豁痰，温中散寒，通络止痛，主要用于肺炎愈后不佳、啰音久不消失的患儿。

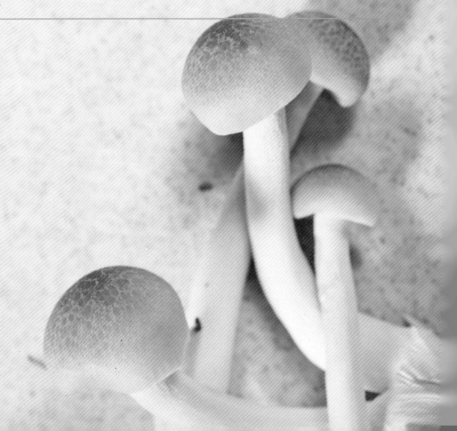

病从口入亦可口出——饮食有宜忌

宜：宝宝吃的奶可以适当加些水进行稀释。生病的宝宝食欲往往没那么好，适宜多吃一些清淡的食品。除了牛奶、鸡蛋、豆制品外，还可以吃些新鲜蔬菜、水果类的食物，不仅是为了让宝宝接触的食物种类更多，更是为了保障宝宝营养摄入的均衡。

忌：对于高热失水的宝宝应忌高蛋白饮食，例如肉、鸡、鱼，因为食用的蛋白质多了，排出的尿素也会增多，将会带走体内较多的水分。辛辣食品也不宜吃，容易化热伤津。食入过多的糖会抑制体内白细胞的杀菌作用，所以不宜食糖过多或是吃过甜的食物。另外也不要吃生冷和酸性食品。

如何护理患肺炎的宝宝？

宝宝得了肺炎，要想迅速恢复健康，除了靠医生的正确诊断和治疗，家长的正确护理也非常重要。当然，首先要做好一些最基础的护理，比如患儿的居室要通风良好、温湿度适宜，患儿的衣着保暖要适度，要保证患儿有较长时间的休息和睡眠等。除了这些之外，家长还要重点做好以下两点：

·做好患儿的眼、鼻、耳、口、呼吸道、皮肤的护理·

重点护理部位	症状	护理方法
眼睛	充血、水肿，分泌物增多	用消毒药棉或纱布蘸冷开水由内向外清洗
	分泌物过多	使用小儿滴眼液，注意遵医嘱使用
	眼睛特别干燥，不断眨眼	使用小儿滴眼液，注意遵医嘱使用
鼻腔	鼻黏膜炎症、充血、水肿，分泌物增多	随时为患儿清除鼻分泌物，以保持呼吸道通畅
	鼻涕干燥结痂，不易清除	可用细棉签蘸水，将鼻痂润湿，让宝宝自己擤出来；若宝宝太小不会擤，可用棉签轻轻刺激宝宝的鼻腔，让宝宝打喷嚏，将鼻涕带出鼻腔

（接上表）

重点护理部位	症状	护理方法
耳	咳嗽时会引起呕吐，呕吐物和泪水等可能进入外耳道	应立即清除，用棉签擦洗干净，以防止外耳道疖肿、中耳炎的发生
口腔	有口臭	多给宝宝喝水，较大的宝宝可自行漱口、刷牙，对较小的婴幼儿，家长可用大棉签蘸冷开水或1%苏打水帮宝宝清洁口腔，每天3次
口腔	口唇干裂	可涂消毒的植物油或50%甘油
口腔	有口腔溃疡	清洗后吹入养阴生肌散或涂香油，可促进伤口愈合
口腔	有口角疱疹	不要刺破，1周后可自行吸收，或涂少许氟轻松软膏即可
呼吸道	有炎症，分泌大量痰液	尽量让宝宝将痰咳出，重症患儿或小婴儿无力将痰咳出时，家长应经常将患儿改换体位，用勤翻身、拍背及敲打胸壁（每小时一次，每次5～10分钟）等方法促使痰液引流，必要时用吸痰器或超声雾化吸痰
皮肤	出汗多，呕吐物或大便也会污染皮肤	每天清洗1～2次，及时给汗多的患儿更换潮湿的衣服；病情严重的患儿可用温毛巾擦洗，有助于皮肤散热和抵抗病菌

·通过饮食调理脾胃，加强营养·

肺炎患儿因为高热导致胃口较差，不思饮食，此时家长不应强迫宝宝进食，首先要保证给宝宝补充足够的水分。食欲有改善时，适量补充热量、蛋白质和维生素，但饮食宜清淡，且易于消化吸收。

◎1岁以内的婴儿：饮食应以奶及奶制品为主，只要宝宝想吃，就可以不加限制。如果是人工喂养的患儿，可在牛奶中添加少许米汤，比如有腹泻症状的宝宝，牛奶和米汤的比例可为2:1。如果患儿消化系统没有相应症状，仍可采用全奶喂养。

◎较大幼儿：发热时应以流食为主，如牛奶、米汤、蛋花汤、牛肉汤、菜水、鲜榨果汁等，以补充足够的水及维生素；不发热时可吃些半流质食物，如稀饭、烂面条、蛋羹、鱼末、肉末、碎菜等。

宝宝水痘起病急 得过一次不复发

慧眼识症——宝宝生病早发现

宝宝出水痘时持续高热、嗜睡，精神萎靡，看起来脸色很差。一般连续4～5天会出现新鲜的水痘疱疹，如果在病症的第6天仍然出水痘，家长要引起重视，尽快带宝宝看医生。

刨根问底——宝宝为啥会出水痘

水痘是一种极其常见的急性传染病，由水痘（带状疱疹病毒）初次感染引起，得过一次就会获得终身免疫。

水痘的传染性极强，主要发生在婴幼儿身上，有时候幼儿园里一个宝宝得了水痘，很容易一下子传染给几个宝宝。虽然水痘是一种可以自愈的疾病，但发病时间长而且可能伴有发热、头痛、皮肤感染、肺炎、脑炎等多种并发症，还有可能给宝宝留下疤痕。

呵护健康小贴士

● **如何区分水痘与手足口病**

水痘与手足口病是完全不同的疾病，水痘是带状疱疹病毒感染，手足口病是肠道病毒感染。水痘一般发热时温度更高，皮肤症状主要分布在面部、胸部、背部，四肢很少。我们有一种说法叫"四世同堂"，水痘一开始表现为小斑疹，很小的一片红了，之后迅速发展为斑丘疹、丘疹，再发展到水疱疹，有的比较大，尤其早期的水痘疹子看起来晶莹剔透，里面都是水，但是发展很快，并且是向心分布的。

薏米绿豆水

YIMI LVDOUSHUI

● 材料

① 薏米 100 克
② 绿豆 100 克

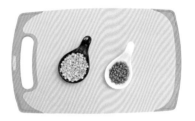

● 做法

将薏米和绿豆洗净，加适量水熬成汤。

● 用法与功效

如果宝宝能接受此汤水的味道，可直接食用。反之，可加少许冰糖调味。

这道汤水能清热解毒，健脾除湿，帮宝宝减轻发热症状，还能提高宝宝的抵抗力，促进水痘痊愈。

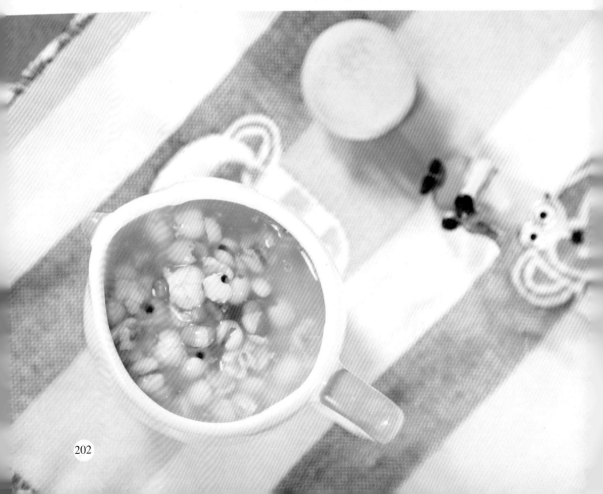

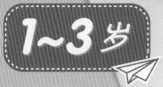

菊花金银花粥

JUHUA JINYINHUAZHOU

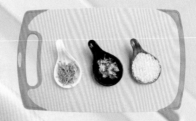

● 材料

① 菊花 10 克

② 金银花 10 克

③ 大米 100 克

● 做法

大米洗净，将菊花、金银花、大米加适量水熬成稠粥即可。

● 用法与功效

如果宝宝不喜欢此味道，可加少许冰糖调味。这道粥清热效果很好，适合长水痘初期发热时食用。

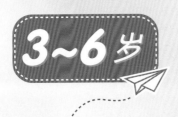

金银花甘蔗汁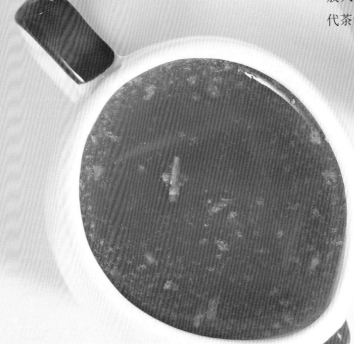
JINYINHUA·GANZHEZHI

● 材料

1 金银花 10 克
2 甘蔗汁半杯

● 做法

1 金银花放入锅中，加适量水煮5～10分钟。
2 将甘蔗汁、金银花连同煮金银花的水一起放入碗中混合均匀，代茶饮。

儿科医生有话说

金银花有散热解毒的功效，与甘蔗汁搭配，每天喝一次，7～10天1疗程，对治疗宝宝水痘有一定的疗效。

宜

中医理论认为水痘是因体内有湿热蕴郁、外感时邪病毒所致，所以不用特别加强营养，宜清淡饮食，可吃些稀粥、米汤、牛奶、面条和面包，还可加些豆制品、瘦猪肉等。

在出水痘期间，患病的宝宝可能因发热出现大便干燥，此时需要补充足够的水分，要多饮水，多吃新鲜水果及蔬菜，如饮用西瓜汁、鲜梨汁、鲜橘汁和西红柿汁，多吃带叶子的蔬菜（如白菜、芹菜、菠菜，带叶子的蔬菜中含有较多的粗纤维，利于清除体内积热而通大便），也可多吃能清热利湿的冬瓜、黄瓜等。

宜给予患儿易消化及营养丰富的流质及半流质饮食。

宜多饮温开水及饮料。

忌

1. 生冷、油腻食物。

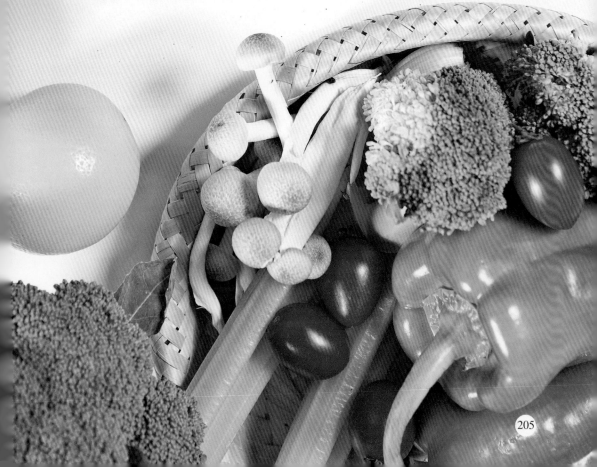

2. 发物。如鱼、虾、螃蟹、牛肉、羊肉、香菜、茴香、菌类（香菇）等富含蛋白质的食物，这些异体蛋白容易成为过敏原，使机体发生过敏反应，导致病情加重。

3. 辛辣刺激性食物。如辣椒、胡椒、姜和蒜，会引起上火现象，不利于病情的早日康复。

如何护理出水痘的宝宝？

·及时就医·

宝宝得了水痘，不管病情严不严重，一定要尽早带去医院检查。

·遵医嘱用药·

水痘属于自限性疾病，没有相应的药物治疗，但医生会根据宝宝的症状使用抗病毒药物。如果宝宝体温超过38.5℃，还需要遵医嘱给宝宝喂退热药。因为水痘很痒，宝宝控制不住去抓挠，医生也常会开一些外用的洗液，家长需要做的事情就是根据医生说的方法，正确给宝宝用药。

·避免抓挠·

家长应把宝宝的指甲剪短，并告诉宝宝不能抓挠。如果宝宝自控能力差，爸妈就要辛苦一些，时刻关注宝宝的情况，一旦发现他要抓挠水痘就立即阻止。

·避免感染·

水痘结痂之前，最好不要给宝宝洗澡，可以用淋浴冲洗宝宝的臀部，然后用毛巾蘸温开水轻轻给宝宝擦脸、擦身体。

● 给宝宝穿的衣服、盖的被褥不宜过多、过厚、过紧，一旦出汗会使水疱发痒。

● 水疱破裂后，疱液会污染宝宝的衣服、被褥，而疱液中含有细菌，所以要给宝宝勤换衣服、床单、枕头等。把这些物品清洗干净后，放在阳光下暴晒6个小时，可以起到杀菌作用。

● 宝宝使用的餐具、玩具等，要及时进行清洗消毒。

手足口病易传染 春末夏初最常见

手足口病是由肠道病毒引起的传染病，多发生于 5 岁及以下儿童，特别是婴幼儿容易得该病。最初以中等程度发热（39℃以下）为主要临床表现，进而出现咽痛，手、足、口和臀等部位出现疱疹，大部分患儿无明显症状，个别患儿可引起心肌炎、肺水肿、无菌性脑膜炎等并发症。

刨根问底——小宝宝为啥会患手足口病？

手足口病常见于春末夏初，发病高峰期为 5～7 月，具有强传染性。

学龄期儿童为主要感染对象，其发生原因多与个人卫生习惯差、机体免疫力低等有关。它主要通过密切接触传播，也可经呼吸道传播。感染者的粪便、咽喉分泌物、唾液和皮疹疱液等都可向外界传播病毒。儿童在接触了被污染的手、毛巾、手绢、牙杯、玩具、餐具以及床上用品等后都可引起感染，这也是该病最主要的传播方式。

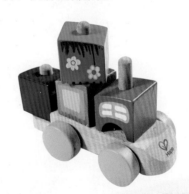

· 手足口病初起 ·

胡萝卜茅根饮
HULUOBO MAOGENYIN

● 材料

1 胡萝卜 1 根
2 白茅根 15 克
3 薏米 15 克
4 甘蔗 1 小段

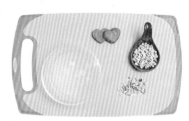

● 做法

1 将胡萝卜洗净，切段；薏米洗净，甘蔗榨汁。

2 将胡萝卜、白茅根、薏米放锅中，加水煮至薏米熟透，加入甘蔗汁即成。

● 用法

每日饮用 1 次。

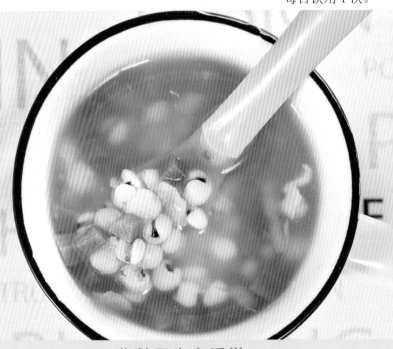

儿科医生有话说

清热解毒，健脾和胃，化湿透疹，凉血止血。适用于宝宝手足口病、麻疹、水痘、流感等。

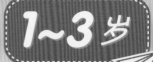

薏米绿豆粥
YIMI LVDOUZHOU

● **材料**

① 薏米 10 克
② 绿豆 10 克
③ 大米 100 克
④ 冰糖少许

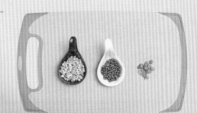

● **做法**

薏米、绿豆、大米洗净，放入砂锅里，加适量水熬成稠粥，加冰糖调味即可。

● **用法**

晾温后给宝宝吃，每天 1～2 次。

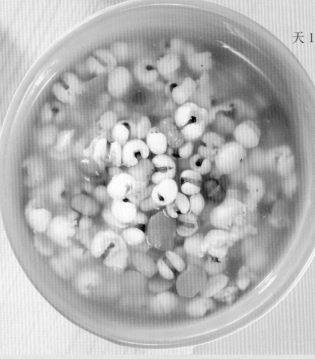

儿科医生有话说

薏米健脾除湿，绿豆清热解毒，搭配大米煮粥，能帮助宝宝强健脾胃。脾胃是后天之本，宝宝的脏腑和组织器官的发育都依赖于脾胃消化吸收的食物营养。对于患有手足口病的宝宝来说，经常喝这道粥，能使身体吸收到更多的营养，提高抵抗力，促进疾病的痊愈。

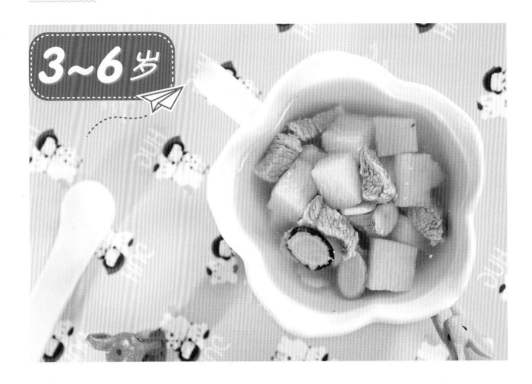

3~6岁

山药黄芪汤一

SHANYAO HUANGQITANG

● 材料

① 黄芪 15 克
② 山药 20 克
③ 瘦猪肉 100 克
④ 盐少许

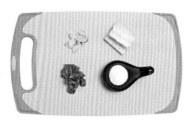

● 做法

① 将山药洗净、去皮，切块；瘦肉洗净切丁。

② 将黄芪、山药、肉丁放入锅中煮熟，最后调入盐即可。

● 用法

喝汤吃肉。

儿科医生有话说

　　一般病后体质虚弱多为气虚或阴虚，所以应健脾益气。饮食宜清淡以免影响脾胃功能。

病从口入亦可口出——饮食有宜忌 ●

· 宜吃煮熟的食物 ·

彻底把食物煮熟、煮透后再给宝宝吃，因为引起手足口病的肠道病毒在高温下可被灭活。忌给宝宝吃生冷、寒凉或辛辣刺激的食物，以免刺激嘴里的溃疡而导致疼痛。

· 宜吃清热解毒、利尿的食物 ·

宝宝发热的时候，可以给他吃一些清热解毒、利尿的食物，如绿豆、红豆、绿豆芽、百合、黄瓜、冬瓜、丝瓜、荸荠、梨、猕猴桃等，这些食物能帮助宝宝排出身体里的毒素，减轻发热症状。

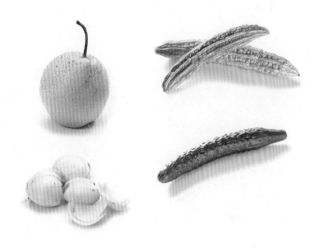

· 宜吃富含维生素的食物 ·

维生素 A、维生素 C 能帮宝宝提高免疫力，防止病毒的繁殖，所以要给患病的宝宝多吃富含维生素的食物。新鲜的蔬菜水果是维生素的良好来源，家长可把蔬菜煮熟、用开水泡一泡水果，然后给宝宝吃。

· 宜吃富含优质蛋白质的食物 ·

宝宝生病了，需要适量的优质蛋白质来提高免疫力，这样才有能力把身体里的病毒给"赶出去"。鸡蛋、瘦肉、牛奶、豆制品都是优质蛋白质的理想来源，不过需注意的是，发热时不宜吃鸡蛋。

· 宜多喝水 ·

宝宝发热时身体会丢失很多水分，再加上代谢废物的排出也需要大量的水分，所以要注意给宝宝补水。我的建议是每隔几分钟就让宝宝喝几口水，还可以给宝宝喝一些清淡的汤，以及小米粥、大米粥之类的，也能补水。

如何护理患手足口病的宝宝？ ●

当宝宝确诊患了手足口病，爸妈除了配合医生为宝宝进行治疗、用药之外，日常护理还应注意以下几方面：

· 避免外出 ·

宝宝病症比较轻，不需要住院时，应尽量让宝宝待在家中，避免外出，以免外出时受凉，或接触其他病菌而加重不适，直至体温恢复正常、水疱结痂。

· 做好隔离 ·

手足口病传染性强，可通过唾液、喷嚏、咳嗽、说话时的飞沫等方式传播，如果家里不止一个宝宝，需要把健康的宝宝和患有手足口病的宝宝隔离开来。

· 注意宝宝卫生 ·

宝宝用过的餐具、玩具等要及时清洗，用开水煮15分钟进行消毒。家里有两个宝宝的，要避免宝宝使用对方的物品。宝宝的衣物、被单等要勤洗勤换，每天用婴儿洗衣液浸泡，清洗干净后放在阳光下暴晒。另外，在吃东西之前、便后，以及宝宝玩完玩具后，都要让宝宝彻底洗干净双手。

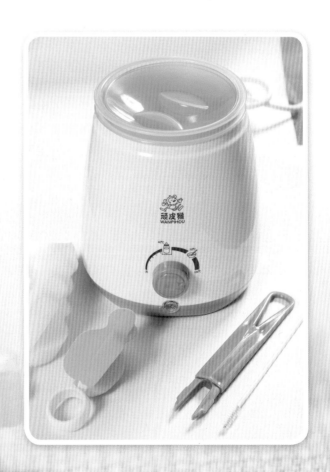

我们的身体很神奇，它会进行自我修复，特别是在患病时，它会在我们睡着时悄悄地"调整"自己，让自己慢慢恢复"力气"来对抗病毒。所以在宝宝患病期间，爸妈需要帮助宝宝养成良好的生活作息，保证宝宝有充足的睡眠时间。

·对症护理·

● 发热：宝宝体温 38.5℃ 以下时用温水给他擦拭身体，在他的头部贴退热贴进行物理降温；体温超过 38.5℃ 则遵医嘱给宝宝服用药物。

● 皮疹：使用医生开具的药物给宝宝清洗长水疱的部位，擦干水后涂抹药膏；及时更换衣物；每天坚持给宝宝洗澡，保持皮肤清洁；把宝宝指甲修剪整齐，并告诉他尽量忍一忍，不要用手抓水疱。

● 口腔里的溃疡：坚持让宝宝早晚刷牙，饭后用温开水或淡盐水漱口；给溃疡面喷涂医生开具的药物。

呵护健康小贴士

● **手足口病，如何预防是关键！**

1. 接种疫苗：手足口病疫苗是目前最可靠、最有效减少重症手足口病发生的手段。但要注意的是，如果宝宝有过敏症状发作，不建议此时注射手足口病疫苗。因为注射疫苗后一旦出现过敏症状，就分不清是疫苗引起的过敏，还是原过敏症状发生反复。此外，过敏发作期间，宝宝的免疫系统功能比较亢进，容易对外来物质过敏，发生疫苗过敏的概率要大一些。

2. 勤洗手：用肥皂和清水洗手，或使用有消毒功能的免洗洗手液。一定告诉宝宝，在把手洗干净之前，不要揉眼睛、抠鼻子、吃手，或者用手抓东西吃。

3. 隔离意识：不要和疑似手足口病、急性胃肠炎的病人亲密接触。

4. 提高免疫力：规律的生活作息，良好的饮食卫生习惯，都能增强免疫力，这才是长久、稳定的防病措施。

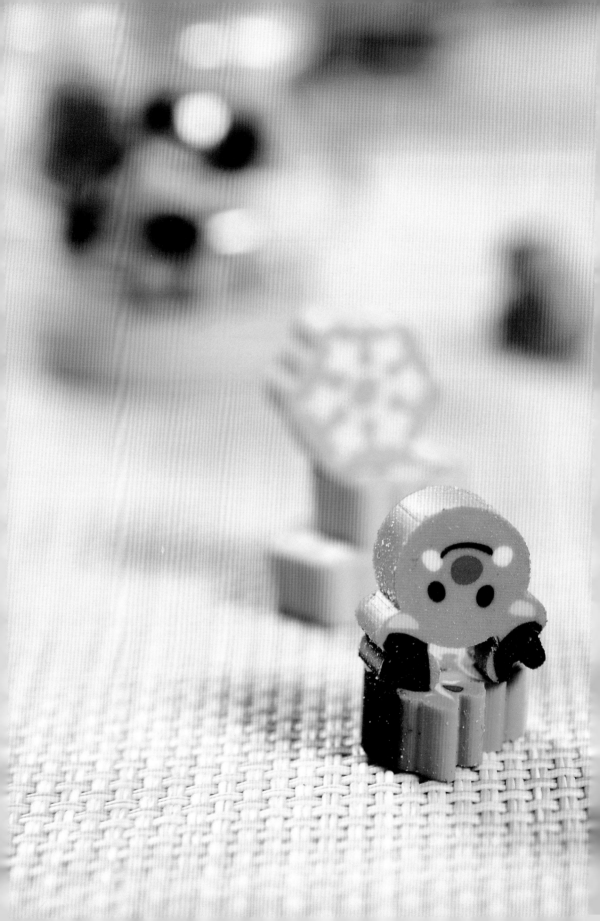

第七章

宝宝四季饮食指导

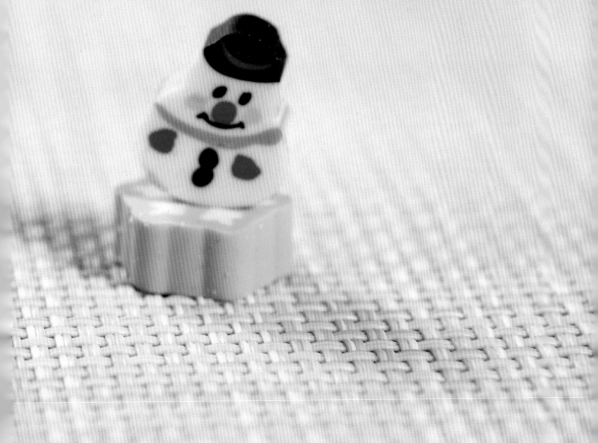

春季万物生 饮食养肝补脾胃

　　春季风和日丽，万物复苏，是幼儿生长最快的时候，应及时供给幼儿富含钙和富含维生素的食品，例如虾皮、海鱼、贝类、海带、虾类、绿色蔬菜和牛奶、豆制品、活性钙粉等，以保证幼儿得到充足的营养。当春之时，食味宜减酸增甘，以养肝、脾，因为春季肝气旺也会影响到脾，适当多吃甜食能增强肝、脾功能。

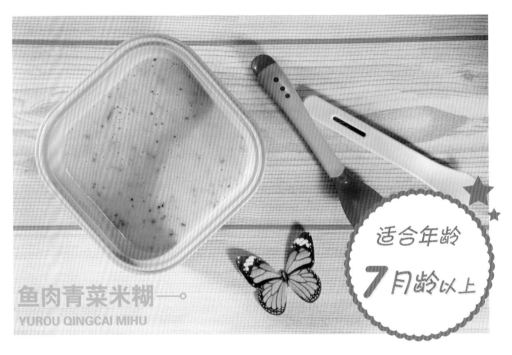

鱼肉青菜米糊
YUROU QINGCAI MIHU

适合年龄
7月龄以上

● **材料**

① 草鱼肉 20 克

② 青菜 20 克

③ 米粉 50 克

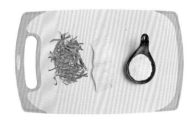

● **做法**

① 草鱼肉切成薄片，放几片姜，腌片刻后入锅蒸 15 分钟。

② 青菜用水浸泡一会儿，洗净。另取一锅烧开水，放入青菜汆一分钟，捞出。

③ 青菜放入辅食机蒸煮 5 分钟，加入蒸好的鱼肉一起放入搅拌杯搅拌成泥。

④ 米粉用温开水冲成糊状。

⑤ 把搅拌好的鱼肉青菜泥倒入米粉糊中，拌匀即可。

虾皮豆腐——○
XIAPI DOUFU

虾皮中含有丰富的蛋白质和矿物质，尤其是钙的含量极为丰富，故有"钙库"之称，同时含有丰富的镁元素，能促进钙的吸收利用，是缺钙者补钙的最佳途径之一。

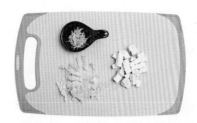

● 材料

① 豆腐 1 块
② 虾皮 10 克
③ 白菜 200 克
④ 葱、姜、油、盐各适量

● 做法

① 白菜洗净切小条，葱、姜切末。虾皮淘洗干净，沥干水。豆腐切小块。

② 锅内放油，开小火，放入葱姜末和虾皮爆香，倒入豆腐，翻炒 2 分钟。

③ 倒入适量高汤（或清水），盖上锅盖，大火煮开后改小火煮 3 分钟，倒入白菜翻炒 2 分钟，调入盐即可。

【宝妈碎碎念】
　　给宝宝吃的白菜可以选用嫩菜心或娃娃菜。

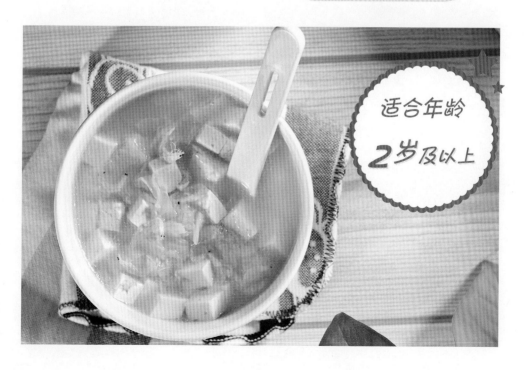

适合年龄
2岁及以上

鲫鱼豆腐汤

JIYU DOUFU TANG

鲫鱼肉质细嫩，肉味甜美，营养价值很高，具有除湿利水、补中温胃的功效。豆腐中丰富的大豆卵磷脂有益于神经、血管、大脑的生长发育，还有增强宝宝免疫力的作用。

其他食物巧搭配

鲫鱼豆腐汤还可以加上一点儿青菜或蘑菇，例如白菜、香菇等，既可以使汤更美味，还能增加其营养。

适合年龄
1岁以上

● 材料

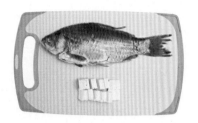

① 豆腐 100 克

② 鲫鱼 200 克

③ 葱末、姜片、醋、盐、料酒各适量

● 做法

① 将鲫鱼去鳞及内脏，洗净，鱼身抹少许盐，静置入味。豆腐洗净，切块。

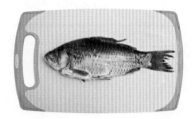 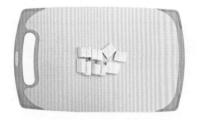

② 炒锅中放入食用油烧至七成热，放入鱼稍煎一下，至两面煎成金黄色时取出。

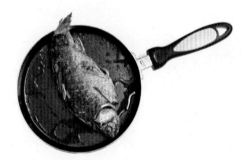

③ 另起油锅，烧热后放入葱末、姜片，随后再加入醋、盐、料酒及适量清水，煮沸后放入煎好的鲫鱼，加入豆腐，小火炖半个小时，待汤色乳白时即可出锅。

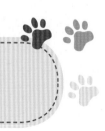

【宝妈碎碎念】

1. 放料酒是为了去腥，如果家里没有，可以放点儿胡椒粉。

2. 炖煮时火不要过大，小火慢炖为佳。

菠菜猪肝汤—

BOCAI ZHUGANTANG

猪肝中富含蛋白质、卵磷脂和微量元素，有利于宝宝的智力和身体发育。菠菜味甘性凉，具有补血止血、利五脏、滋阴平肝、助消化的作用，二者搭配是春季养肝明目的极佳选择。

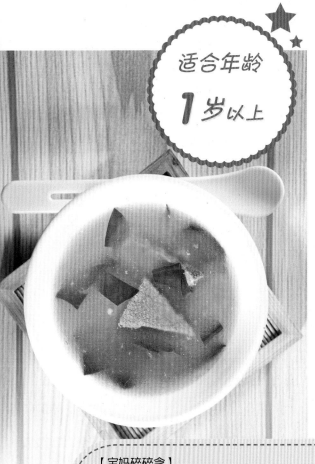

适合年龄
1岁以上

● 材料

1. 菠菜 1 把
2. 猪肝 250 克
3. 盐、姜、白醋各适量
4. 植物油少许

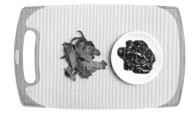

● 做法

1. 猪肝切薄片，放进大碗中，加入没过猪肝的水，滴入几滴白醋，浸泡 15 分钟后用流动水冲洗至没有血沫为止。
2. 菠菜清洗干净，切两段。
3. 生姜刮皮后切姜丝。烧一锅开水，放入菠菜汆水，捞出，放进凉水中浸泡。
4. 重新烧开一锅水，放入菠菜、猪肝、姜丝，淋少许油，煮至猪肝熟透后放盐调味即可。

【宝妈碎碎念】

新鲜猪肝呈褐色或粉红色，表面光洁润滑。

肝是动物体内最大的毒物中转站和解毒器官，制作前将其放入清水中，倒入 1 勺白醋浸泡两三个小时，中间要换几次水，泡去血水后冲洗干净再烹饪。这道汤是将猪肝切片后浸泡的，所以泡 15 分钟即可。

香菇南瓜鸡蛋羹

XIANGGU NANGUA JIDANGENG

鸡蛋中蛋白质含量较高，对宝宝生长发育有好处。南瓜甜、香菇鲜、鸡肉嫩，做出的蛋羹一定很受欢迎。

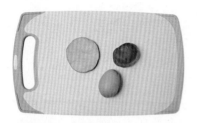

● **材料**

1. 鲜香菇 50 克
2. 南瓜 100 克
3. 鸡蛋 1 个
4. 鸡肉 20 克
5. 盐、香油各少许

● **做法**

1. 南瓜洗净，去皮、瓤，切成丁；鲜香菇洗净，去蒂后也切成丁；鸡肉洗净，切丝。

2. 将南瓜丁和香菇丁一起用开水锅中氽一下，捞出。鸡丝下开水锅氽熟，捞出。

3. 准备一个碗，将鸡蛋打散，然后倒入蛋液一半量的温水搅匀，再倒入其余食材和盐拌匀。

4. 上蒸锅中小火蒸大约 15 分钟，蒸熟后关火，取出淋香油即可。

适合年龄 **10月龄以上**

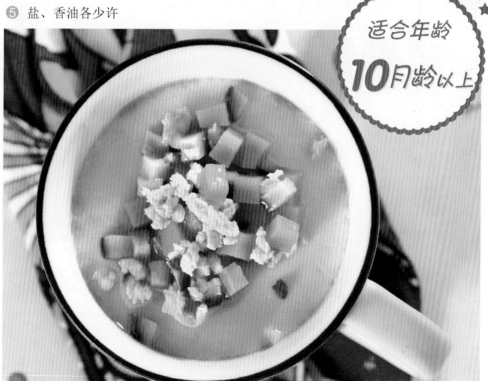

莲子百合粥——

LIANZI BAIHEZHOU

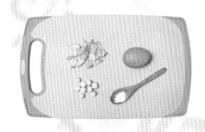

● **材料**

① 莲子 15 克

② 干百合 15 克

③ 鸡蛋 1 个

④ 婴儿葡萄糖适量

● **做法**

① 莲子洗净，去心；干百合用温水浸泡 1～2 小时。

② 将莲子与百合同放在砂锅内，加适量清水，大火烧开后改为小火，煮至莲子软烂。

③ 鸡蛋磕入碗中，搅打匀，淋入锅中，加入婴儿葡萄糖，煮 1～2 沸即可。

● **功效**

润肺止咳。

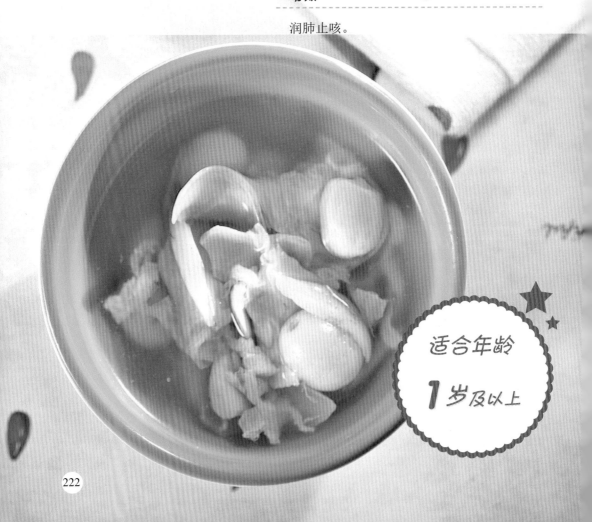

适合年龄

1 岁及以上

夏季食欲差　饮食宜清淡

夏季天气炎热，令人大量出汗，消化功能减弱且食欲不振，是宝宝消耗体能最多的季节，此时幼儿应多吃清淡消暑食品，如用绿豆、苦瓜、丝瓜、大麦、西瓜翠衣、菊花、冰糖等材料制作的以清热解毒为功效汤水。同时为保证热量、蛋白质摄入量，宜选择含有丰富优质蛋白质的食物，如精猪肉、鱼肉、禽肉等。

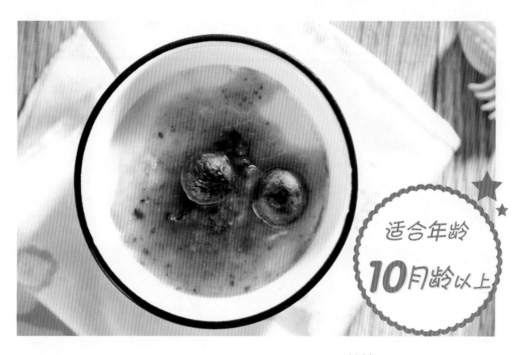

适合年龄
10月龄以上

蓝莓布丁—○
LANMEI BUDING

蓝莓布丁的主要原料就是蓝莓。蓝莓果实中含有丰富的营养成分，它不仅具有良好的营养保健作用，还具有防止脑神经老化、强心、抗癌、软化血管、增强人体免疫力等功能。

● **材料**

❶ 配方奶 400 克

❷ 鸡蛋 3 个

❸ 白糖 40 克

❹ 蓝莓适量

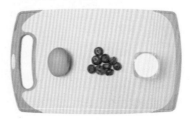

● 做法
------

① 蓝莓泡水洗净。

② 配方奶倒入碗中，放入电蒸锅蒸 5 分钟。也可以用其他方法加热，比如微波炉。

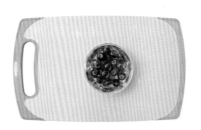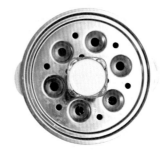

③ 配方奶热好后取出放凉，在奶中慢慢加入鸡蛋液，边加边搅拌均匀，直至二者完全交融，过滤 3 遍，将无法搅拌开的鸡蛋液过滤出去，以保证做好的布丁口感滑嫩。

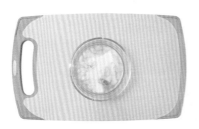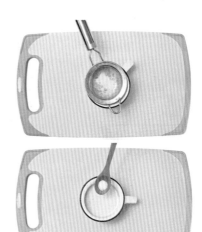

④ 蛋奶液中加入白糖，倒入模具里，用保鲜膜封口，放入电蒸锅中蒸 10 分钟左右。

⑤ 蒸好后晾至常温，蓝莓用勺子压破后加入布丁中食用。

【宝妈碎碎念】
　　市场上购买的蓝莓可能有农药残留，最好用淡盐水浸泡冲洗。新鲜蓝莓放在淡盐水里泡 10 分钟，泡的过程中用手多搅动几次，再用清水冲一下即可。或者先用盐水泡，然后冲洗，最后用纯净水泡。

菠菜煎饼──
BOCAI JIANBING

菠菜中所含的胡萝卜素，在人体内可转化成维生素 A，维生素 A 能维护视力和上皮细胞的健康，增强预防传染病的能力，促进宝宝生长发育。

● **材料**

① 菠菜 100 克
② 鸡蛋 1 个
③ 面粉半杯
④ 盐适量

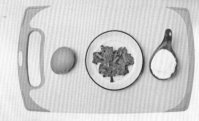

其他食物巧搭配
制作蔬菜煎饼时还可以加上胡萝卜、香菇等食材。

适合年龄
1 岁以上

● **做法**

① 将菠菜去根、清洗干净，放入沸水锅中氽一下，
捞出沥干。

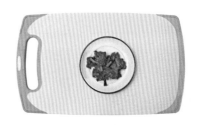

② 将氽过的菠菜放入搅拌机中，加入一杯水，
搅拌成菠菜汁。

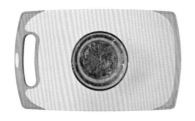 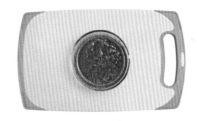

③ 将菠菜汁倒入一个容器内，加入面粉、鸡蛋和盐，用筷子调成面糊。

④ 平底锅烧热，放入少量油，转中火，盛一勺面糊倒入锅中，一面煎熟后翻面，
直到两面煎成金黄色即可。

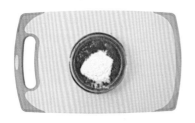 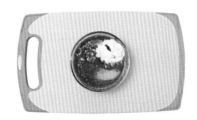

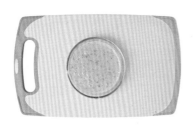 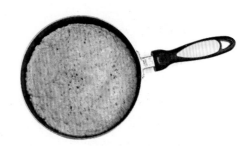

【宝妈碎碎念】
买回家的菠菜要及时吃掉，因为放置时间长了菠菜中亚硝酸盐的含量
就会升高，吃多了会损害健康。

秋燥来袭 宝宝补脾防腹泻

秋季天气渐凉，多风干燥。因夏季里人的体液消耗过多，易引起精神不振，故秋季饮食应多酸，以滋阴润肺为基本，多给宝宝吃新鲜水果和蔬菜，如柑子、橘子、桃、秋梨等，同时增加芝麻、乳品、蜂蜜、核桃、红枣，起到润肺养血的作用。秋天又是宝宝容易腹泻、感冒的季节，应多组织宝宝参加体育锻炼，丰富宝宝生活。与此同时，还要多给他吃一些秋梨、银耳、白萝卜、红枣、百合类食物，以达到润肺去燥、抗过敏及预防感冒、腹泻的功效。

银耳雪梨汤
YINER XUELITANG

● **材料**

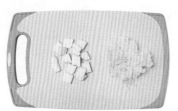

① 银耳2朵
② 雪梨1个
③ 冰糖若干

● **做法**

① 将银耳撕成小朵，洗净，在水中泡1～2小时。
② 雪梨洗净，去核，切块。
③ 银耳放在锅中，加适量水，煮开后转成文火慢煮半小时。
④ 放入雪梨和冰糖，如果放百合、红枣、枸杞等配料也在此时入锅，继续煮15分钟即可。

● **功效**

止咳、降火、化痰。

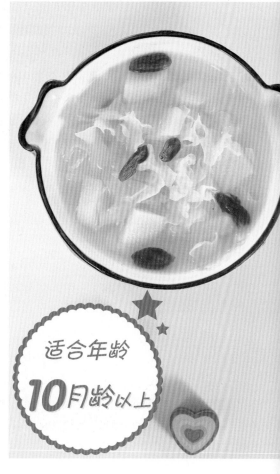

适合年龄
10月龄以上

雪梨山药红枣粥

XUELI SHANYAO HONGZAOZHOU

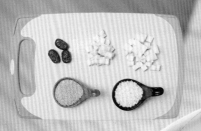

雪梨性凉，蒸煮之后可以缓解凉性，还能改善粥的口感，再加上与山药、红枣的混搭，可以改善宝宝消化不良的症状，润燥去火，健脾胃。大米与小米的搭配可以把这碗粥的营养提升到更佳。

● **材料**

1　雪梨半个
2　红枣 5 颗
3　山药 20 克
4　大米 20 克
5　小米 15 克

适合年龄
1 岁

● **做法**

① 红枣用清水浸泡 1 小时，然后放入锅内，煮熟，捞出后剥去枣皮、去核，放入容器内捣成泥。

② 山药削去皮，洗净，切成小块。

③ 雪梨洗净，去皮、核，切小块。

④ 把洗干净的大米、小米放入锅内，加水烧开后转小火煮 20 分钟，用勺子不时地顺时针搅拌，防止粘锅。

⑤ 放入山药块、雪梨块煮至软烂，放入捣好的红枣泥，煮至枣泥和粥完全融合即可关火。

228

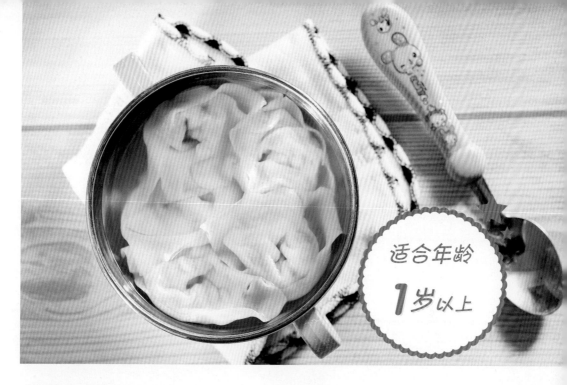

莲藕馄饨 —○
LIANOU HUNTUN

　　莲藕清脆爽口，生吃时性寒，可清热生津、去火解毒；煮熟了性温，适合秋天滋补。

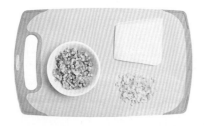

● 材料

① 莲藕 1 段

② 馄饨皮 500 克

③ 猪肉 500 克

④ 盐、葱末、姜末各适量

● 做法

① 莲藕洗净去皮，切成碎块，放入搅拌机打成莲藕泥，要打得微带一点儿小颗粒。

② 猪肉用盐腌一下，洗净，控水，切成块，放入搅拌机中打成泥。

③ 将莲藕、肉泥、葱末、姜末搅至上浆。

④ 将搅好的肉蓉用馄饨皮包成馄饨。

⑤ 锅里加足水，加少许盐煮开，将包好的馄饨下锅。

⑥ 煮至馄饨浮起即可捞出。

【宝妈碎碎念】
　　尽量买两头封死的藕。购买时要挑表面发黄、藕体粗壮的，断口的地方闻着有一股清香的味道为佳。注意无伤、无烂、无锈斑、不断节、不干缩、未变色的是好藕。

冬季防寒 宝宝脾胃不受侵

　　冬季气候寒冷，人体受寒冷气温的影响，生理和食欲均会发生变化，因此，冬天的营养素应以供给热能为主，可适当多摄取富含糖类、脂肪和蛋白质的食物，如瘦肉、鸡蛋、鱼类、乳类、豆类及乳制品和豆制品等。此外，冬季的食物应以热食为主，以烩菜、炖菜或汤菜等为佳。不宜给宝宝多吃生冷的食物，不但不易消化，而且容易伤及宝宝脾胃，脾胃虚寒的宝宝尤其要注意。

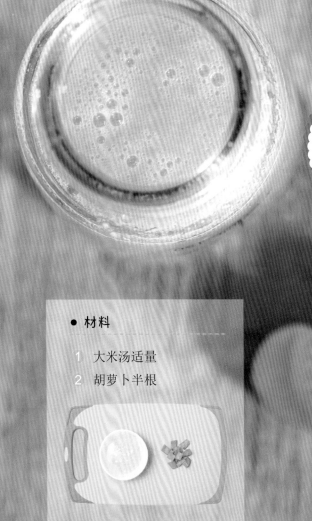

适合年龄

8月龄以上

米汤胡萝卜泥
MITANG HULUOBONI

　　胡萝卜是饮食中维生素 A 的重要来源之一，含丰富的胡萝卜素，胡萝卜素进入人体后在肠道和肝脏内可转变为维生素 A。

● **材料**

1　大米汤适量
2　胡萝卜半根

● **做法**

1　胡萝卜切块，煮熟，用勺子碾压成泥。
2　加入大米汤搅匀即可。

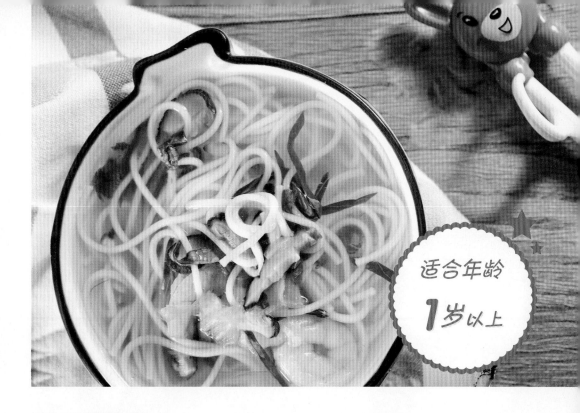

虾仁香菇面—
XIAREN XIANGGUMIAN

这道面配了香菇、小油菜、鲜虾等，有较高的营养价值。虾仁富含磷、钙，对宝宝有显著的补益功效。

● **材料**

① 面条 50 克
② 香菇 1 只
③ 去壳鲜虾仁 2 只
④ 小油菜 1 棵
⑤ 骨头汤适量
⑥ 盐少许

● **做法**

① 小油菜择洗干净。香菇去蒂洗净，与小油菜分别入沸水锅余一下，然后切成丝。

② 虾仁洗净，入沸水锅中烫熟，捞出备用。

③ 骨头汤倒入锅中烧开，放入面条煮熟，下入虾仁、小油菜、香菇煮熟，用盐调味，盛出即可。

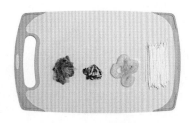

【宝妈碎碎念】
　　关于香菇，可以用鲜的，也可以用泡发的干香菇。虾仁属于易熟食材，烹调时间不宜太长，时间过长虾仁容易变硬变小。

西红柿疙瘩汤
XIHONGSHI GEDATANG

西红柿很适合做疙瘩汤的汤底，酸甜的味道，很开胃。

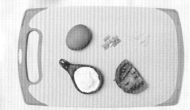

● **材料**

① 西红柿 2 个
② 鸡蛋 2 个
③ 面粉适量
④ 葱丝、姜丝各适量

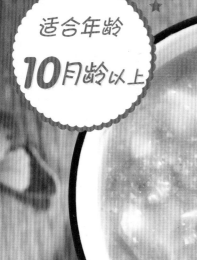

适合年龄
10月龄以上

其他食物巧搭配

疙瘩汤还可以加上一点儿青菜或香菇，味道和营养更佳。

【宝妈碎碎念】
面糊的稀稠度要掌握好，如果太稀，下到锅里就都散了，形不成面疙瘩；如果太稠，做出的面疙瘩块大，不好吃。

● 做法

① 准备好西红柿和鸡蛋（宝宝 1 岁以下的话要将蛋清去除），洗净备用。锅中放入适量清水，烧开。

② 水沸后放入西红柿，上下左右烫一遍，烫到出皱起皮，将西红柿捞出，放凉后剥去皮，切成小块儿，备用。给小宝宝吃可以切得更碎些。

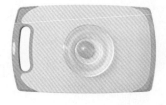 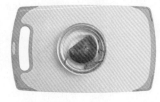 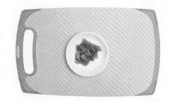

③ 在盆中盛好所需面粉，一点儿一点儿地加入清水，边加边用筷子搅拌，搅拌至盆底只剩少许面粉，且小疙瘩已经基本成形时，手动将其中过大的疙瘩揪成小块儿。疙瘩的手感应是软软的。

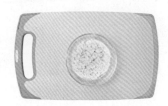

④ 点火热锅，锅热后倒入适量油，放入葱和姜，煸炒出香味后取出。

⑤ 炒锅中倒入西红柿块儿，翻炒至变软出汁，用炒勺碾压得更碎一些，翻炒均匀后加入足量清水，大火煮开。

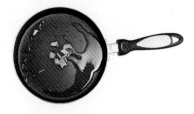 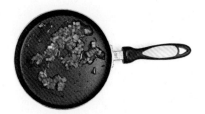

⑥ 水开后倒入面疙瘩，边倒边搅拌开，防止粘成大块儿，中火煮 5~10 分钟。一定要不时搅拌，防止粘锅。

⑦ 把鸡蛋磕入碗中，打成蛋液，待面疙瘩煮得差不多后均匀地倒入鸡蛋液。

⑧ 等半分多钟，待蛋花稍成形后再翻动，翻搅均匀后关火。

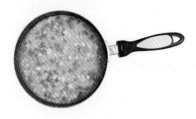 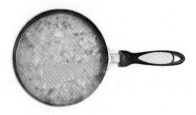

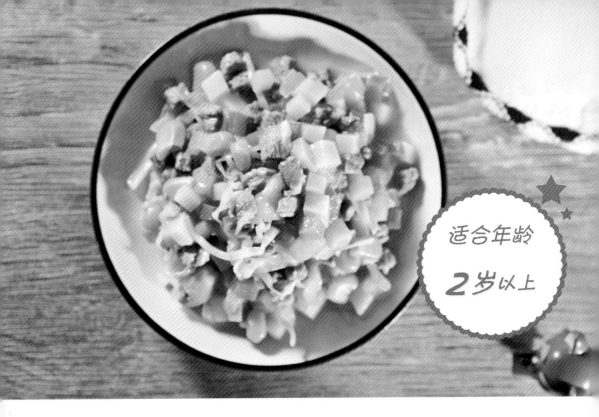

蔬菜牛肉丁 —○
SHUCAI NIUROUDING

补充蛋白质和维生素，让宝宝在冬季能量满满。

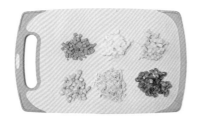

● **材料**

① 牛里脊 50 克

② 洋葱 50 克

③ 土豆 50 克

④ 玉米粒 50 克

⑤ 生菜 50 克

⑥ 胡萝卜 50 克

⑦ 蒜末少许

⑧ 盐、胡椒粉、料酒、淀粉各适量

● **做法**

① 将牛里脊肉切丁，加盐、胡椒粉、料酒和淀粉搅匀，静置 15 分钟上浆。

② 将所有蔬菜洗净，切丁备用。

③ 起油锅烧热，放入蒜末、洋葱炒香，随后放入玉米粒、胡萝卜丁和土豆丁炒至断生（大概 2～3 分钟），加入牛肉丁滑炒。

④ 炒至牛肉丁变色后加入生菜继续翻炒，出锅前加盐调味即成。